リウマチ足の診かた，考えかた

猪狩勝則 監修
東京女子医科大学附属
膠原病リウマチ痛風センター准教授

矢野紘一郎 著
東京女子医科大学附属
膠原病リウマチ痛風センター講師

中外医学社

巻頭言

　関節リウマチは，関節炎が長期間持続して，関節が変形し，身体機能を著しく損なう病気である．女性に多く，仕事ばかりでなく家事労働にも影響があり，社会的負担はとても大きい．

　このような大変な病気ではあるが，関節リウマチに対する治療は過去10年間で著しく進歩し，治療成績は著しく改善した．そして早期から十分な治療をして寛解状態を維持すれば，関節の変形も起こらず，痛みやこわばりもない生活を送ることができるようになった．

　しかし，このような新しい治療がなかった時代に発症した患者さんや，合併症などのために十分な治療を受けられない患者さんでは，関節変形が進行して悩んでおられる方が多い．

　足は，ある意味で診察の盲点である．患者さんが受診した際に，上肢の関節は簡単に視診，触診ができるが，足趾はDAS28評価関節から外れていることもあって，患者さんが訴えない限りルーチンには診ないことが多い．したがって主治医が知らないうちに病変が進行していることが多いのも足である．

　本書は，関節リウマチの足病変に焦点を当て，診察法から治療法までを網羅した良書である．

　筆者の矢野紘一郎先生は，東京女子医科大学附属膠原病リウマチ痛風センター リウマチ関節外科講師として将来を嘱望されている若手のホープであるが，早くから関節リウマチの足病変に注目し，外来診療でも，手術症例でも豊富な経験を積み重ねてこられた．本書には文献から学んだ知識だけでなく，矢野先生が自ら会得した経験や技術もふんだんに盛り込まれており，なるほどそうなのか，と気づかされる点も多い．足の病変で悩んでいる患者さんにも，関節リウマチ診療に携わる医療関係者にも，是非目を通していただきたいと思う．

　最後に，多忙な日常診療の中で1冊の本にまとめられた矢野紘一郎先生の情熱と勤勉さ，そして監修の猪狩勝則先生の指導力に敬意を表するとともに，両氏の更なる発展を祈念して，巻頭言としたい．

　　2017年2月

　　　　　　東京女子医科大学附属膠原病リウマチ痛風センター 所長

　　　　　　　　　　　　　　　　　　　　山中　寿

監修の序

　本書は若手医師でありながらすでにリウマチ足分野におけるエキスパートの一人である矢野紘一郎先生が，これまでの豊富な経験をもとに心血を注いで執筆した意欲作です．リウマチ足の疫学から診察方法，保存治療，外科的治療まで網羅した良書で，関節リウマチの診療を行っている多くの先生方にとって有益な書となると確信しています．

　矢野先生は平成16年に富山医科薬科大学（現・富山大学医学部）を卒業され，一般病院で研修を重ねた後に，平成20年に東京女子医科大学附属膠原病リウマチ痛風センター リウマチ関節外科に入局し，これまで我々とともにリウマチ整形という分野で研鑽を積んできました．

　当センターの入院部門は東京女子医科大学病院ですが，国内でもっともリウマチの手術を行っている施設であると数年前に報道されました．その医療圏は広大で，関東のみならず，中部，東北地方までをカバーしており，中には九州からの患者さんもいらっしゃいます．様々な関節の手術を行っていますが，実は部位別に見ると最も手術件数が多いのが足部です．整形外科の中では足の外科はマイナーな領域であると認識されていますが，少なくとも当センターでは花形であり，その礎を築きエースとして君臨しているのが矢野先生です．彼は当センター入局後，早くから足の外科を志望し，リウマチ足の手術といえば切除関節形成術しか行われていなかった時代から精力的に活動してきました．今思えば，彼にはリウマチ足というニッチな分野がはっきりとBlue oceanとして見えていたのだと思います．

　矢野先生は常に真摯に患者さんに向き合ってリウマチ診療を行いながら，地道かつ緻密にデータを収集し，リウマチ足に関する多くのインパクトのある業績を積み重ねてきました．本書は彼にとって最初の成書ですが，間違いなく今後長く続いていく道程の第一歩であると確信しています．是非お手にとってご一読ください．

　　2017年2月

　　　　　東京女子医科大学附属膠原病リウマチ痛風センター 准教授

　　　　　　　　　　　　　　　　　猪 狩 勝 則

序

　私が「足」を専門にしようと決心したのは，医師5年目の時でした．整形外科医の中で「足」を専門にしている医師が極端に少なかったことが影響しています．「足」専門の医師が少ない理由は，足に問題を抱えている患者さんが少ないからかとも思っていました．しかし私が所属する東京女子医科大学附属膠原病リウマチ痛風センターには足の症状・変形を有し困っている患者さんが多数存在していました．当センターで足の診療・手術・研究を行っていくことが患者さんの利益となり，なおかつ自分のレベルアップにつながると考えて「足」を専門にすることを決心しました．しかし当時から足の教科書の数は少なかったため，どのように勉強すればいいか困っていました．そのため日本足の外科学会学術集会や日本足の外科学会教育研修会に朝から晩まで積極的に参加することで知識の補充を行っていました．

　今回この「リウマチ足の診かた，考えかた」の企画をいただき，非常に光栄であるとともに身の引き締まる思いがしました．「足」に興味を持たれている若い先生方が，当時の私と同じように学習方法に悩んでいることも十分予想できました．そのため「リウマチ足」に限らず，「一般足」でも通用する内容も含めることを意識して執筆しました．「リウマチ足」もあくまで「足」の一部ではありますが，その一方で「リウマチ足」特有の事情・症状・治療法も多数存在しています．「リウマチ足」に関するエビデンスは多くはないため，自分の経験から得た知識・技術も可能な限り含めたつもりです．本教科書が若い先生方の日々の「リウマチ足」診療に少しでも助けとなれば幸いです．

　最後に，このような機会を与えていただいた中外医学社の五月女謙一氏，私のつたない文章を根気よく訂正・指導し監修いただいた猪狩勝則先生，そして日々の診療で多くの手助け・助言をいただいている山中寿所長をはじめとする当センター全医局員にこの場を借りて深謝します．

　2017年2月

東京女子医科大学附属膠原病リウマチ痛風センター　講師
矢野紘一郎

目次

第1章 疫　学

1. 足初発の頻度 ……………………………………………………… 1
2. 足部症状合併の頻度 ……………………………………………… 1
3. 足診療の現状 ……………………………………………………… 2
4. RA疾患活動性と足 ………………………………………………… 3
5. リウマチ足の関節破壊重症化予測因子 ………………………… 4

第2章 診察方法と理学所見

1. 診察姿勢 …………………………………………………………… 7
2. 診察方法 …………………………………………………………… 9
   1. 後足部の診察 ………………………………………………… 9
   2. 中足部の診察 ………………………………………………… 14
   3. 前足部の診察 ………………………………………………… 14
3. リウマチ足の特徴的な所見 …………………………………… 17
   1. 外反母趾 ……………………………………………………… 17
   2. 槌趾・鉤爪趾 ………………………………………………… 19
   3. 内反小趾 ……………………………………………………… 20
   4. 開張足 ………………………………………………………… 20
   5. 扁平三角状変形 ……………………………………………… 20
   6. 角化異常症（胼胝・鶏眼） ………………………………… 22
   7. 扁平足 ………………………………………………………… 22
   8. リウマチ性後足部障害 ……………………………………… 24
   9. 後脛骨筋腱腱鞘滑膜炎 ……………………………………… 24

第3章　画像所見

1　単純X線 ･･･ 26
  1. 足正面 ･･･ 26
  2. 足斜位 ･･･ 28
  3. 足側面 ･･･ 29
  4. 種子骨撮影 ･････････････････････････････････････ 30
  5. 足関節正面 ･････････････････････････････････････ 31
  6. 足関節側面 ･････････････････････････････････････ 31
  7. 距骨下関節撮影 ･････････････････････････････････ 32
  8. Hip-to-calcaneus view（HC view）･･････････････････ 32

2　超音波検査 ･･･ 33

3　Computed tomography（CT） ･･･････････････････････ 35

4　Magnetic resonance imaging（MRI） ･････････････････ 36

5　足底圧 ･･･ 37

  COLUMN modified Total Sharp Score（mTSS）･･････････ 40

第4章　保存治療

1　薬物治療 ･･ 44
2　運動療法 ･･ 46
3　注射療法 ･･ 47
4　装具療法 ･･ 47
5　フットケア ･･ 48
  1. 皮膚潰瘍 ･･･････････････････････････････････････ 49
  2. 白癬 ･･･ 49
  3. 巻き爪（陥入爪・弯曲爪） ･･･････････････････････ 50
  COLUMN 靴選びのポイント ････････････････････････ 51
  COLUMN ハイヒールは本当に悪か? ･････････････････ 52
  COLUMN 私の足関節注射の方法 ････････････････････ 54

第5章 手術治療

1 リウマチ足手術の推移 ……………………………………………… 57
2 当センターでの周術期管理 ………………………………………… 57
    1. 抗リウマチ薬の休薬 …………………………………………… 58
    2. ステロイドカバー ……………………………………………… 59
    3. 予防的抗菌薬 …………………………………………………… 59
    4. 包帯交換 ………………………………………………………… 60
3 前足部 ………………………………………………………………… 60
    1. 関節非温存手術 ………………………………………………… 61
    2. 関節温存手術 …………………………………………………… 64
4 中足部（距舟関節・踵立方関節・距骨下関節） …………… 82
    1. 単関節固定術 …………………………………………………… 83
    2. 二関節固定術 …………………………………………………… 84
    3. 三関節固定術 …………………………………………………… 85
5 後足部 ………………………………………………………………… 86
    1. 距腿関節＋距骨下関節の二関節固定術 ……………………… 86
    2. 距腿関節固定術 ………………………………………………… 89
    3. 鏡視下距腿関節固定術 ………………………………………… 90
    4. 人工足関節置換術（TAA）…………………………………… 94

    索引 ……………………………………………………………………… 103

第1章
疫　学

1 足初発の頻度

　関節リウマチ（RA）の有病率は約1％で，日本における患者数は約60万人にのぼると推定されている．その中で足部足関節が初発関節であるRAは19〜28％と報告されている[1-4]．中でもRA 955例を対象とした1956年のVainioらの報告は現在でも数多くの論文で引用されており，約20％のRA患者が足部足関節から発症しているとされている[4]．しかしこの報告は60年前の報告であり，現代における頻度は変化している可能性がある．RA 1000例を対象としたGrondalらの2005年の報告によると，足部足関節が初発関節であるRAは53％とされており[5]，半世紀前と比べると倍増している．日本人での現状を調査するために東京女子医科大学附属膠原病リウマチ痛風センターで行われているIORRA（Institute of Rheumatology, Rheumatoid Arthritis）コホートにおいて足部足関節発症RAの頻度や足部足関節障害の合併頻度などの調査・解析を予定している．IORRAは2000年から当センターで実施している前向き観察研究である．毎回5,000〜6,000名のRA患者が参加し，回収率は98％以上にのぼる．

2 足部症状合併の頻度

　RAにおいて足部の関節障害は手関節と比べ，より早期に発症するが，その後の関節破壊の進行は手関節の方が早いとされている[6]．また長いRAの経過中に足部足関節に障害を生じる頻度は80〜94％と報告されている[1, 4, 5]．ただし生物学的製剤やメトトレキサートなど強力な抗リウマチ薬の登場，そしてそれに伴うTreat to Targetや各種Recommendationなど治療戦略の進歩によりRAコントロールが近年劇的に改善（図1-1）しているため，足部足関節障害の罹患率が減少している可能性がある．

第 1 章 疫 学

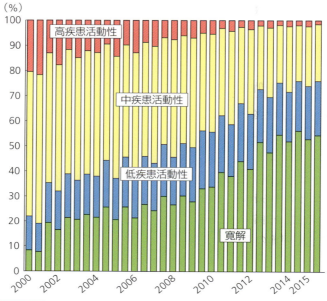

図 1-1 DAS28 の推移
2000年当時は1割にも満たなかった寛解が，現在は5割を超えている．東京女子医科大学附属膠原病リウマチ痛風センター IORRA コホートより．

3 足診療の現状

　リウマチ足に限らず足部障害は整形外科医にとって比較的注目度が低い領域である．実際日本整形外科学会会員数は約 24,347 名（2016 年），日本リウマチ学会会員数は約 9,967 名（2016 年），日本手外科学会会員数は約 3,474 名（2015 年）であるのに対し，日本足の外科学会会員数はわずか 1,600 名（2016 年）しかいない．つまり足を専門的に診れる整形外科医の数は比較的少ないのである．若い医師にとっては足診療を指導してくれる上級医が極めて少ないため，余計足に苦手意識を生じてしまう．また足の診察のために靴を脱がすことが面倒と感じたり，素足の触診にためらいを感じる，といった意識も少なからず影響していると考えられる．そのため足の障害はとりあえず痛み止めか足底板を処方しておけばいい，といった治療がまかり通ってい

る．一方で RA 患者も足の変形は治らないと思い込んでいたり，靴や靴下で覆われていれば整容面で困らないこともあり医師に症状を訴えないことも多々ある．その結果リウマチ足の治療は遅れる傾向がある．

4 RA 疾患活動性と足

　RA の疾患活動性を評価する際，足部足関節が評価関節に含まれない 28 関節を対象とする Disease Activity Score 28（DAS28）が用いられることが多い（図 1-2）．これは足部足関節を含む 44 関節を対象とする DAS44 と DAS28 に統計学的に有意な差がないためであり[7]，集団を評価する上では問題がないと考えられる．多忙を極める日常臨床においても少ない評価関節数で疾患活動性を評価できるのは重要なことである．しかし患者個々を考えた場合に，28 関節のみの診察で良いというわけではない．28 関節以外の関節にも障害を有する患者は多数存在しており，それらの関節も十分に評価するべきである．実際 DAS28 で臨床的寛解と評価された RA 患者の足に目を向けると，MTP 関節に腫脹が残っていたり，変形が進行していく例を時折経験する．van der Leeden らは，RA 848 例を対象とし発症からの 8 年間に DAS28 にて臨床的寛解と判定された症例を調査したところ，8 年間で平均 40％の症例の MTP 関節に腫脹または疼痛が存在していたと報告している[8]．また，28 関節を対象関節とした DAS28 を含む各種疾患活動性評価に

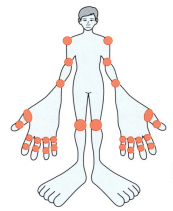

図 1-2　疾患活動性を評価するための 28 関節
足部足関節は含まれていない．

おいて臨床的寛解と判定された症例のうち，19%以上の症例において足部の滑膜炎が合併していたとの報告もある[9]．以上のことから，28関節評価で臨床的寛解と判定された症例においても，足部足関節障害を有している症例は多数いることを我々は認識しておかなければならない．

5 リウマチ足の関節破壊重症化予測因子

　RA患者において早期に足部足関節障害を呈する患者像を明らかにするために，リウマチ足の関節破壊重症化予測因子を検討した．対象はIORRAコホートに登録された患者のうち，発症5年目の両足正面X線画像を得られた453例である．関節破壊の評価はmodified Total Sharp Score（mTSS）を用いて行った（p.40のコラム参照）．目的変数をmTSSの足スコアとし，説明変数は過去に関節破壊との関連が報告されているリウマトイド因子（RF）・抗CCP抗体・発症年齢・性別・喫煙歴・DAS28[10-14]として多変量解析を行った．その結果，抗CCP抗体陽性と若年発症がリウマチ足の関節破壊重症化予測因子であることが判明した（表1-1）．さらにこの予測因子の保有数で比較したところ，予測因子保有数が多いほどmTSSの足スコアが高いことが明らかとなった．リウマチ手の関節破壊重症化予測因子として報告されている抗CCP抗体・女性・若年発症[15]と比べ，足では性別（女性）は予測因子ではなかった．この原因としては，足特有の事情（荷重関節

表1-1 リウマチ足の関節破壊重症化予測因子

抗CCP抗体と若年発症が有意な予測因子であった．

	β	P value
RF	0.035	0.49
抗CCP抗体	0.128	0.01
性別（女性）	0.031	0.57
喫煙歴	0.017	0.76
発症年齢	−0.138	0.005
DAS28	0.137	0.86

n=453
β：標準偏回帰係数

であること・靴を着用することなど）が関係しているかもしれない．

■文献

1) Michelson J, Easley M, Wigley FM, et al. Foot and ankle problems in rheumatoid arthritis. Foot Ankle Int. 1994; 15(11): 608-13.
2) Minaker K, Little H. Painful feet in rheumatoid arthritis. Can Med Assoc J. 1973; 109 (8): 724-5 passim.
3) Spiegel TM, Spiegel JS. Rheumatoid arthritis in the foot and ankle--diagnosis, pathology, and treatment. The relationship between foot and ankle deformity and disease duration in 50 patients. Foot Ankle. 1982; 2(6): 318-24.
4) Vainio K. The rheumatoid foot; a clinical study with pathological and roentgenological comments. Ann Chir Gynaecol Fenn Suppl. 1956; 45(1): 1-107.
5) Grondal L, Brostrom E, Wretenberg P, et al. Arthrodesis versus Mayo resection: the management of the first metatarsophalangeal joint in reconstruction of the rheumatoid forefoot. J Bone Joint Surg Br. 2006; 88(7): 914-9.
6) Hamamoto Y, Ito H, Furu M, et al. Serological and Progression Differences of Joint Destruction in the Wrist and the Feet in Rheumatoid Arthritis-A Cross-Sectional Cohort Study. PLoS One. 2015; 10(8): e0136611.
7) van der Heijde D, Klareskog L, Boers M, et al. Comparison of different definitions to classify remission and sustained remission: 1 year TEMPO results. Ann Rheum Dis. 2005; 64(11): 1582-7.
8) van der Leeden M, Steultjens MP, van Schaardenburg D, et al. Forefoot disease activity in rheumatoid arthritis patients in remission: results of a cohort study. Arthritis Res Ther. 2010; 12(1): R3.
9) Wechalekar MD, Lester S, Proudman SM, et al. Active foot synovitis in patients with rheumatoid arthritis: applying clinical criteria for disease activity and remission may result in underestimation of foot joint involvement. Arthritis Rheum. 2012; 64(5): 1316-22.
10) Berglin E, Johansson T, Sundin U, et al. Radiological outcome in rheumatoid arthritis is predicted by presence of antibodies against cyclic citrullinated peptide before and at disease onset, and by IgA-RF at disease onset. Ann Rheum Dis. 2006; 65(4): 453-8.
11) Kuiper S, van Gestel AM, Swinkels HL, et al. Influence of sex, age, and menopausal state on the course of early rheumatoid arthritis. J Rheumatol. 2001; 28(8): 1809-16.
12) Pease CT, Bhakta BB, Devlin J, et al. Does the age of onset of rheumatoid arthritis influence phenotype?: a prospective study of outcome and prognostic factors. Rheumatology(Oxford). 1999; 38(3): 228-34.
13) van der Heijde DM, van Riel PL, van Leeuwen MA, et al. Older versus younger onset rheumatoid arthritis: results at onset and after 2 years of a prospective followup study of early rheumatoid arthritis. J Rheumatol. 1991; 18(9): 1285-9.
14) Wolfe F. The effect of smoking on clinical, laboratory, and radiographic status in

rheumatoid arthritis. J Rheumatol. 2000; 27(3): 630-7.
15) Suzuki T, Ikari K, Yano K, et al. PADI4 and HLA-DRB1 are genetic risks for radiographic progression in RA patients, independent of ACPA status: results from the IORRA cohort study. PLoS One. 2013; 8(4): e61045.

第2章
診察方法と理学所見

1 診察姿勢

　多くの整形外科外来には図2-1のような足踏み台（足台）があり，この足台の上に患者の足を乗せて診察するのが一般的である．しかしこの足台にはいくつか問題点がある．まず第1に足底の診察が困難であることである．リウマチ足の診察において足底の視診・触診は必須である．検者が片手で患肢を持ち上げて診察しようとすると，もう一方の手でしか触診できない．かといって患者自身に患肢をずっと浮かせていただき耐えさせるわけにもいかない．第2の問題点が足台の上に足を乗せると膝関節が伸展気味になってしまうことである．膝関節伸展位では腓腹筋の緊張により足関節は尖足位となってしまう．そして第3の問題点が検者（医師）の腰への負担が大きいことである（図2-2）．比較的高さのある足の診察に特化した診察台が理想的だが，一般病院での導入は困難であろう（図2-3）．筆者自身，慢性腰痛症を有しているために足台での診察は辛いこともあり丸椅子を使用している（図2-4）．丸椅子であれば足底の診察も容易となり，膝も屈曲位可能で，検者へ

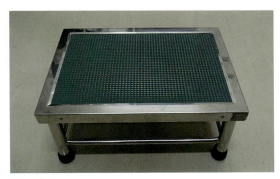

図2-1 足台

第 2 章　診察方法と理学所見

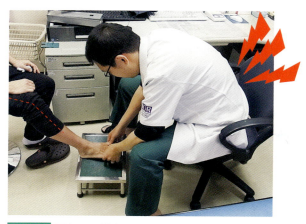

図 2-2 足台での診察
足底の診察が困難で膝も伸展位になりがち．検者の腰への負担が大きい．

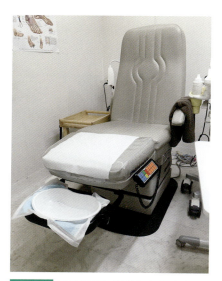

図 2-3 足の診察に特化した診察台
胼胝処置用の膿盆を置けるところが秀逸
（表参道足の診療所より画像提供）

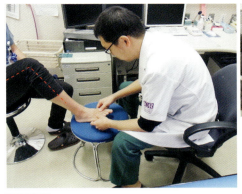
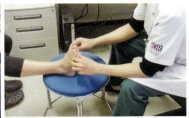

足底の診察も容易

図 2-4 丸椅子での診察
足底の診察も容易で膝は屈曲位となる．
検者の腰へも優しい．

の腰の負担も少ない．ただし患者が後方に転倒することだけは絶対に避けなければならない．

2 診察方法

　整形外科的疾患全般に言えることだが視診・触診が重要である．特に足は皮下組織が薄いため，視診・触診によりほとんどの病態が診断可能である．本稿ではリウマチ足の診察で特に必要とされる診察技術について述べる．

1. 後足部の診察

　まず診察室に入ってきた時点で，歩容や内外反変形を確認可能である．視診にて足関節外果前方の腫脹（図 2-5）や足関節内果後下方の腫脹（後脛骨筋腱腱鞘滑膜炎）の有無を確認する（図 2-6）．また立位にて後方から内外反変形の有無を再確認する（図 2-7）．

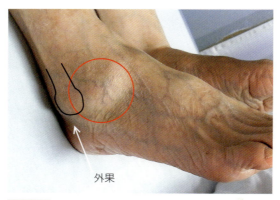

図 2-5 足関節外果前方の滑膜炎

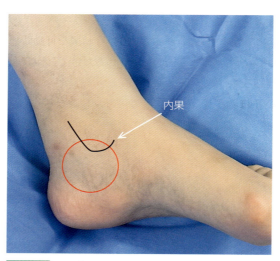

図 2-6 足関節内果後下方の腫脹
（後脛骨筋腱腱鞘滑膜炎）

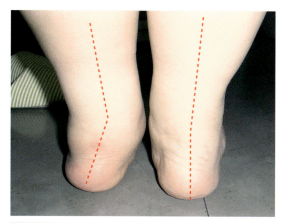
図 2-7 後足部外反変形（左）

　距腿関節の可動域を調べる場合，前述した通り膝を屈曲位とし腓腹筋を弛緩させて行うことが重要である（図 2-8）．さもなければ背屈角度を過小評価してしまうことになる．距骨下関節単独の可動域や可動時痛の有無を見分けるのは難しい．なぜなら踵部を回内外させるだけでは距腿関節と距骨下関節の複合運動となってしまうためである．そこで距骨の距腿関節面（距骨滑車）は前方にいくほど幅が広くなっているという解剖学的特徴を利用する（図 2-9）．つまり足関節を軽度背屈することで距腿関節をロックした状態で距骨下関節の診察を行う．具体的には，検者は踵を把持し，足を検者の前腕の前面に乗せることで距腿関節をロックして踵を回内外させる（図 2-10）．ただし距腿関節を背屈させすぎるとアキレス腱の緊張が強まり距骨下関節の動きも制限されてしまうため，本当に難しい．他には距骨を外側から押さえつけて踵を外反させたり，距骨を内側から押さえつけて踵を内反させる方法でも診察は可能である（図 2-11）．

第2章 診察方法と理学所見

仰臥位

仰臥位＋膝屈曲位

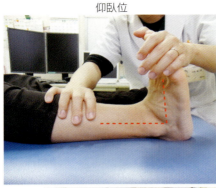

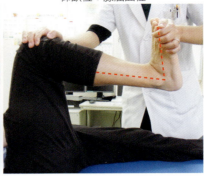

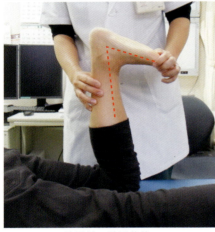

腹臥位＋膝屈曲位

図2-8 膝を屈曲させることで足関節の背屈角度は増大する

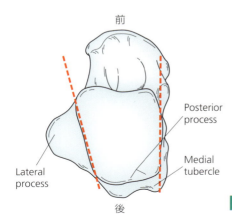

図2-9 距骨滑車は前開きしている

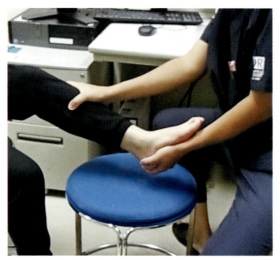

図 2-10 距骨下関節の診察（1）
足を検者の前腕掌側に乗せ，ある程度背屈させて踵を内外反させている．

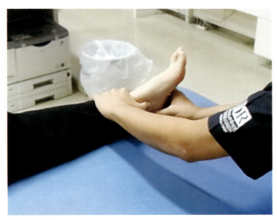

図 2-11 距骨下関節の診察（2）
左手母指で距骨を押さえ，踵を内反させている．

2. 中足部の診察

　視診にてアーチの低下や角化異常症の有無を確認する．圧痛点を調べることでどの関節に滑膜炎や関節破壊が存在するか診断することができる．また検者が一方の手で足関節を背側から固定し，もう一方の手で前足部を回内外することで，中足部の関節破壊を包括的に確認できる（図2-12）．

3. 前足部の診察

　ほとんどの変形を視診で診断可能である．隣接する二つのMTP関節が滑膜炎のため腫脹し，お互いのMTP関節を押し合った結果趾間部が開大することをDaylight sign（足趾の間から日の光が差し込むイメージ）と呼び，RAに特徴的な所見である（図2-13）．手と比べるとMTP関節の腫脹は視診ではわかりづらいが，両母指で丁寧に診察すれば滑膜炎の有無は十分判定可能である（図2-14）．またMTP関節の脱臼の有無も触診で容易に判定できる．なお，筆者は前足部変形の強直・拘縮の有無を判定することを重要視している．なぜならその結果によって装具療法の適応が決まるからである．足底を母指で押し込むことで横アーチの矯正や外反母趾角の減少，PIP関節屈曲の改善などが得られれば十分装具療法（メタタルザルパッド）で対応可能である（図2-15）．同様に内側縦アーチが落ち込んでいる場合，距骨頭を押し上げることでアーチが矯正される場合も装具療法（アーチサポート）の適応である．逆に足底や距骨頭を押しても変形が矯正されない場合は装具療法の効果はあまり期待できないため，手術療法の適応となる．

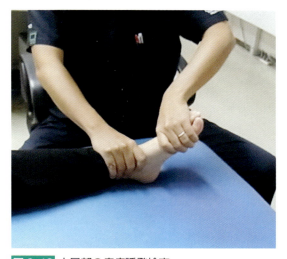

図 2-12 中足部の疼痛誘発検査
足関節を固定し，中足部を Twist させている．

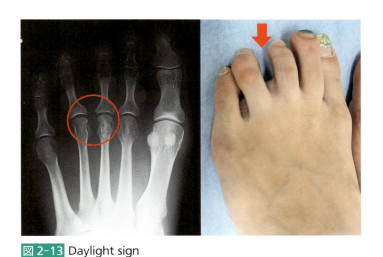

図 2-13 Daylight sign
第 3・4 MTP 関節の滑膜炎に加え，軽度の関節破壊も認める．

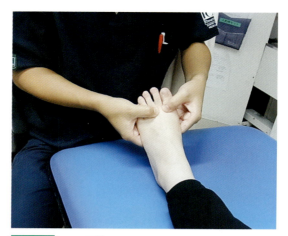

図 2-14 MTP 関節の触診

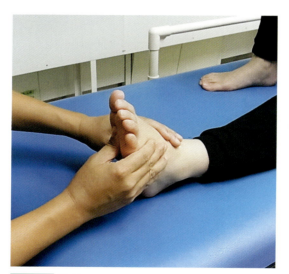

図 2-15 検者の母指でメタタルザルパッドを再現

3 リウマチ足の特徴的な所見

1. 外反母趾　Hallux valgus

　RAにおいて非常に頻度の高い変形である．原因は滑膜炎による関節包弛緩・アーチの崩れ・足部の回内・腱のインバランスなど多岐にわたる．母趾が外反することで第2趾（さらには第3趾）の下に潜り込み，第2趾（および第3趾）が背側脱臼することがある（図2-16）．また第1中足骨骨頭が内側に突出し，靴でこすれて潰瘍を生じることもある．さらに母趾は外反するだけではなく回内していくため，IP関節底内側の胼胝や物理的圧迫による巻き爪も生じやすい（図2-17）．

　外反母趾の診断は立位単純X線を用い，外反母趾角（第1中足骨と第1基節骨の骨軸のなす角度）が20度以上を外反母趾とする（図2-18）．外反母趾の重症度は20～30度が軽度，30～40度が中等度，40度以上が重度と分類されるが，リウマチ足では外反母趾角が60度を超える超重度外反母趾の頻度も高い．また外反母趾では母趾が外反するだけではなく第1中足骨も内反していることも多いため，第1・第2中足骨間角（第1中足骨と第2中足骨の骨軸のなす角）の計測も重要である（図2-18）．

　外反母趾はバニオン（Bunion）と呼ばれることがあるが，本来のバニオンの定義は第1 MTP関節内側の滑液包炎であり，外反母趾が存在するからといって必ずしもバニオンを伴うわけではない（図2-19）．

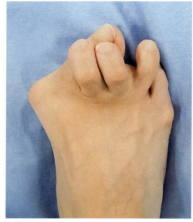
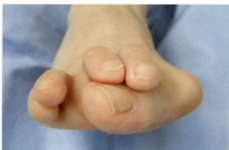

図 2-16 外反母趾と第 2・3 MTP 関節背側脱臼

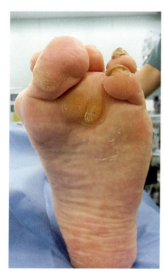

図 2-17 母趾の回内による IP 関節底側の胼胝

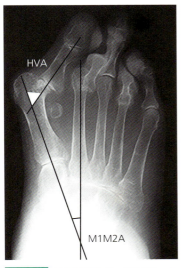

図 2-18 外反母趾角（HVA）と第1・第2中足骨間角（M1M2A）

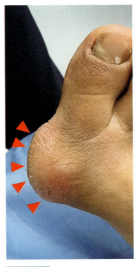

図 2-19 バニオン

2. 槌趾・鉤爪趾（図 2-20）

 発症機序の詳細は成書に譲るが，RA の場合は滑膜炎が主な原因である．滑膜炎による関節包の弛緩や蹠側板（plantar plate）の弛緩・断裂に，靴の圧迫が加わって腱のインバランスが生じ変形する．また，アーチの崩れにより歩行機能が低下し，それを補うために足趾が地面を掴もうとして屈筋腱優位となることも原因と考えられる．なお，槌趾はマレット趾とハンマー趾に分類される．

（1）マレット趾（Mallet toe）

 DIP 関節が屈曲した変形．靴にこすれ DIP 関節背側や趾先部に胼胝・鶏眼形成を伴いやすい．

（2）ハンマー趾（Hammer toe）

 PIP 関節が屈曲し，DIP 関節が過伸展した変形．靴にこすれ PIP 関節背側に胼胝・鶏眼形成を伴いやすく，時にはそれが破綻し難治性の瘻孔を生じることがある．

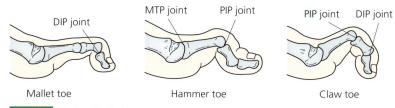

図 2-20 槌趾・鉤爪趾

(3) 鉤爪趾（Claw toe）

MTP 関節が過伸展し PIP 関節・DIP 関節がともに屈曲した変形．靴にこすれ MTP 関節底側や PIP 関節背側に胼胝・鶏眼形成を伴いやすく，時にはそれが破綻し難治性の瘻孔を生じることがある．

3. 内反小趾　Bunionette（図 2-21）

外反母趾と対となる変形であり，小趾が内反し第 5 中足骨骨頭が外側に突出する．固い地面に胡座をかいて作業をする仕立屋に多い変形であったため tailor's bunion とも呼ばれる．一般的には先細りした靴などが原因であることが多いが，RA の場合は他の変形と同様に関節包弛緩・腱のインバランスなどが主たる原因である．外反母趾と同様で，滑液包炎を生じると疼痛・発赤・腫脹を伴う．

4. 開張足　Splay foot（図 2-22）

中足骨間が広がった状態である．その後中足骨基部・3 つの楔状骨・立方骨で構成される横アーチが低下し，足底の荷重分布に異常が生じる．その結果中足骨骨頭部痛や胼胝などが生じる．RA の場合，軟部組織の弛緩（主に横中足靱帯）が原因であることが多い．

5. 扁平三角状変形　Flat triangular deformity（図 2-22）

単独の変形ではなく，外反母趾・内反小趾・第 2～4 MTP 関節の背側脱臼・扁平足・開張足などが組み合わさった結果生じる前足部の変形である．

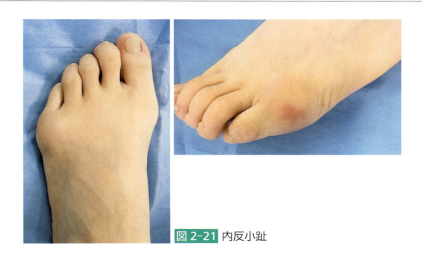

図 2-21 内反小趾

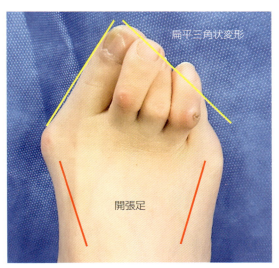

図 2-22 開張足と扁平三角状変形

一般成人ではここまで変形することはなく，多関節疾患である RA に特徴的な変形である．

6. 角化異常症（胼胝・鶏眼）（図 2-23）

　詳細は皮膚科学の成書に譲るが，RA では中足骨骨頭や基節骨骨頭の突出部に断続的な圧迫または摩擦が加わることで生じる．胼胝 callosity/callus は圧迫を受けた部分が黄色みを帯びて厚く硬い均一な外観を有しており，境界が不明瞭である．通常痛みを伴わないが胼胝の深層に物理的な損傷や炎症を生じている場合は痛みを伴うこともある．鶏眼 corn は境界明瞭で角質の芯を有し，その芯が真皮を貫いて食い込むため強い自発痛や圧痛を伴う．我々は胼胝と鶏眼を総称して「胼胝」と呼ぶことが多いが，実際には形状によって分類されることを知っておくべきである．リウマチ足ではこの角化異常症が痛くて何とかして欲しいと外来を訪れる患者が非常に多い．

7. 扁平足　Flat foot（図 2-24）

　RA では関節破壊や靭帯の弛緩により縦アーチ構造が崩れて生じる．縦アーチの崩れにより足全体が回内し，地面からの圧迫により外反母趾が生じ，母趾が第 2 趾の下に潜り込み第 2 MTP 関節は脱臼し，足底には胼胝を生じる，といったリウマチ足の典型的な変形へとつながっていく．また縦アーチの崩れにより後足部は外反し，前足部は外転する．さらに前述した通りハンマー趾や鉤爪趾の原因にもなりうる．アーチを維持しようと後脛骨筋腱が常に緊張しているため下腿の疲労感や夜間に下腿のつりを生じやすい．また縦アーチの崩れが重症化すると距骨頭は内底側に突出し，靴による圧迫や摩擦で角化異常症を生じる．

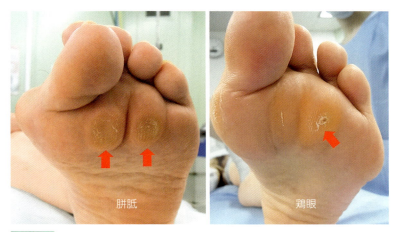

図 2-23 角化異常症

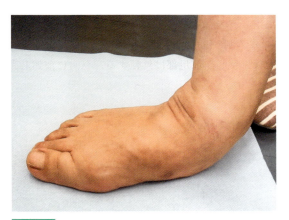

図 2-24 外反扁平足

8. リウマチ性後足部障害

　距腿関節・距踵関節・Chopart 関節（距舟関節＋踵立方関節）とも，RA による関節破壊を生じやすい部位である．関節破壊が進むと内外反変形（図 2-25）や扁平足などの変形を生じる．中には重度の内反変形により足の外側のみで接地して歩行している例も存在する（図 2-26）．後足部が変形するとそれを補うために膝関節や股関節にストレスがかかり痛みや関節破壊を生じることもある．

9. 後脛骨筋腱腱鞘滑膜炎（図 2-6）

　後脛骨筋腱の腱鞘滑膜炎により足関節内果後下方が腫脹する．後脛骨筋腱は舟状骨に付着し縦アーチの維持に関与しているため，後脛骨筋腱の機能が低下すると縦アーチは低下し，足は回内していく．

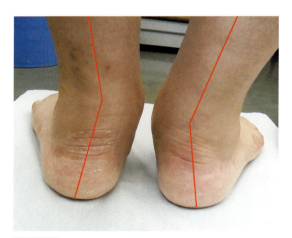

図 2-25 外反変形

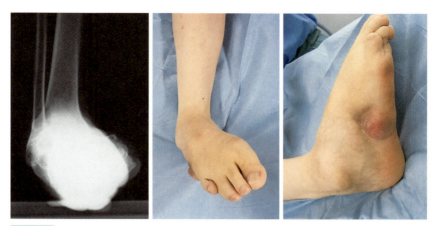

図 2-26 重度の内反変形
足の外側で歩行しているため外側に角化異常を生じている.

第3章

画像所見

1 単純X線

　足にかかわらずRA診療においては得られる情報が多く，ほとんどすべての施設で撮影可能であり，極めて有用な検査である．滑膜炎の描出は超音波やMRIに譲るが，変形を把握できるだけではなく，関節破壊（骨びらんや関節裂隙狭小化など）・骨萎縮なども評価できる．また，経時的に撮影することで容易に関節破壊や変形の進行の有無も評価できる．

　足の撮影において注意すべきことは，必ず荷重位で撮影することである．足は歩行するために存在し，病的症状が発生するのも多くの場合が歩行時である．そのため病態把握のためには荷重をかけた状態で撮影する必要がある．

　以下に各撮影方向の詳細を述べる．

1．足正面（図3-1）

　主に前足部から中足部の評価に用いる．外反母趾や内反小趾，MTP関節の脱臼，足部の外転，各関節の関節破壊を評価する．この撮影で確認するポイントは以下の通りである．

（1）外反母趾角（Hallux valgus angle: HVA）

　第1中足骨と第1基節骨の骨軸のなす角度．正常は15度未満[1]．20〜30度は軽度外反母趾，30〜40度は中等度外反母趾，40度以上は重度外反母趾と定義されている．

（2）第1・第2中足骨間角（M1-M2 angle: M1M2A）

　第1中足骨と第2中足骨の骨軸のなす角度．正常は9度未満[1]．外反母趾では第1中足骨が内反するため，この第1・第2中足骨間角も増大する．

(3) 第1・第5中足骨間角（M1-M5 angle: M1M5A）

第1中足骨と第5中足骨の骨軸のなす角度．正常は30度未満．開張足ではこの角度が増大する．

(4) Talonavicular coverage angle

距舟関節における距骨の関節面と舟状骨の関節面のなす角度．正常は7度未満[2]．前足部の外転を評価する指標である．扁平足により前足部が外転してくるとこの角度は増大する．

(5) Round sign

外反母趾では第1中足骨が内転かつ回内していることが多い．この回内の有無を評価する方法として，第1中足骨骨頭外側縁の形状で判定するRound signが有用である[3]．第1中足骨骨頭外側縁を円型・中間型・角型に分類し，第1中足骨が回内すると円型（Round sign陽性）となる（図3-2）．ただしリウマチ足では骨頭の関節破壊のため評価困難な例も多い．

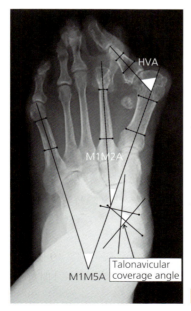

図3-1 足正面像

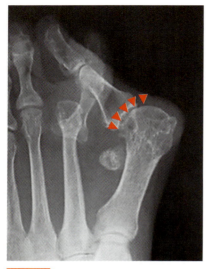

図 3-2 Round sign 陽性例

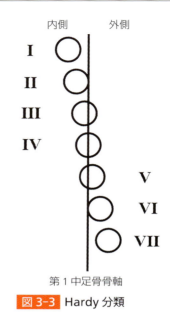

図 3-3 Hardy 分類

(6) Hardy 分類（図 3-3）

　1951 年に Hardy らが発表した，第 1 中足骨と内側種子骨の位置関係の分類法である[4]．Grade I から Grade VII の 7 段階に分類され，Grade I〜IV が正常であり，外反母趾症例ではその多くが Grade V〜VII に分類される．第 1 中足骨骨頭が回内すると種子骨もともに回内し，足正面像では骨頭の外側に偏位してくる．先ほど述べた通りリウマチ足では Round sign による回内の評価は困難なため，この Hardy 分類を使用することも多い．

2. 足斜位

　主に前足部と中足部の評価に用いる．正面像と比べ，槌趾・鉤爪趾などの足趾変形や足根骨間の関節裂隙の評価が行いやすい．さらに正面像では判別困難であった骨びらんも斜位像で見つけられることもあるため（図 3-4），リウマチ足の関節破壊の評価をする場合は必ず正面像と斜位像の 2 方向を撮影する必要がある．また Lisfranc 関節や Chopart 関節は解剖学的に正面像

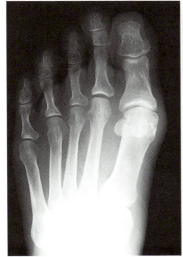 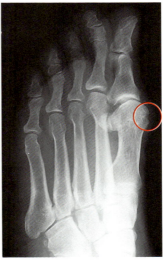

図 3-4 斜位を撮影しないと骨びらんを見逃してしまう

では評価困難であるが，斜位像では関節裂隙をしっかり抜くことができ，関節破壊を容易に評価できる．

3．足側面（図 3-5）
主に縦アーチの評価に用いる．特に使用する指標は以下の2つである．
(1) Talo-first metatarsal angle（Meary's angle）
第1中足骨骨軸と距骨骨軸のなす角度．正常は−3～3度．なお距骨の骨軸は距舟関節両端の中点と距骨滑車頂点と外側突起先端を結んだ線の中点を結んだ線である．4度以上底側凸の場合は扁平足であり，4度以上背側凸の場合は凹足（ハイアーチ）である可能性がある．
(2) Calcaneal pitch angle（CPA）
踵立方関節下端と踵骨下端を結んだ線と足底面（水平線）のなす角度．正常は 18～20 度である[5]．しかし正常は 17～32 度とする報告もある[6]．筆者は 17 度以下を異常と考えているが，後足部の内外反により角度は影響を受けるため Talo-first metatarsal angle や Talonavicular coverage angle など

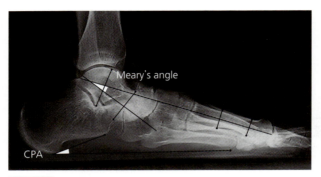

図 3-5 足側面像

も参考にして扁平足の評価をしている．

4．種子骨撮影

第1中足骨とともに種子骨が回内している様子がよくわかる（図3-6）．ただし母趾をある程度背屈して撮影するため，第1 MTP関節破壊を有する場合に痛みを伴うことがある．

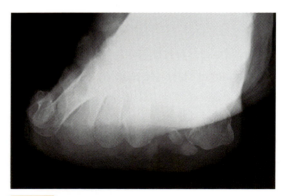

図 3-6 種子骨撮影

5. 足関節正面（図3-7）

　主に距腿関節の評価に用いる．関節裂隙の狭小化やアライメント異常を確認できる．

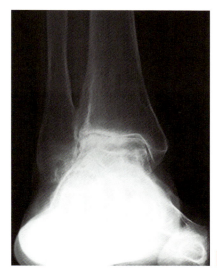

図3-7 足関節正面像

6. 足関節側面

　主に距腿関節と距骨下（後距踵）関節の評価に用いる．関節裂隙の狭小化とアライメント異常を確認できる．この撮影法の際に注意しなければならないのは，距骨下関節の関節裂隙の評価である．

　なぜなら距骨下関節は解剖学的に水平面に対して傾いているため，側面像ではきれいに「抜けない」のである．つまり距骨下関節の関節裂隙の評価はあくまで参考にとどめるべきである．例えば図3-8aと図3-8bは同一症例の人工足関節置換術前後の単純X線写真である．人工足関節置換術を施行したことによりアライメントが変化したため，距骨下関節の写り方が大きく変わっている．術前写真では関節裂隙狭小化の（ように見える）ため距骨下関節固定術なども考慮するかもしれない．しかし術後写真の通り，実際は関節裂隙狭小化はほとんどないのである．

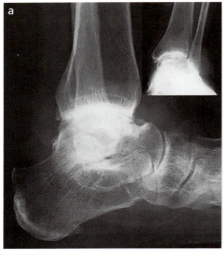 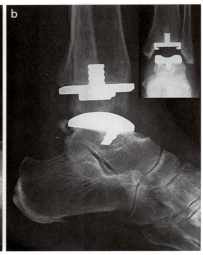

図 3-8 距骨下関節の評価
a：術前の足関節側面．外反変形のため距骨下関節裂隙が狭小化（一部癒合）しているようにも見えてしまう．
b：TAA 後．アライメントが矯正されたことで，距骨下関節が側面像でしっかり確認できるようになった．

7. 距骨下関節撮影（Cobey 法）[7]

　前述した通り足関節側面像では距骨下関節の評価は難しい．そこで有用な撮影が距骨下関節撮影である．アントンセン撮影でも距骨下関節は評価できるが，距骨下関節撮影では脛骨骨軸と踵骨骨軸を見ることで後足部の内外反も評価できるため，筆者は好んで使用している（図3-9）．ただしこの撮影法はアキレス腱を伸ばすように距腿関節を背屈させて撮影するため，可動域制限が強いと距踵関節がうまく写らないことがある．

8. Hip-to-calcaneus view（HC view）

　下肢の機能軸としては Mikulicz 線（大腿骨頭中心と足関節中心を結ぶ線）が有名である．しかしこの機能軸では足関節以遠，つまり後足部の機能軸を評価できない．アライメント異常を伴っている後足部疾患は非常に多く，機

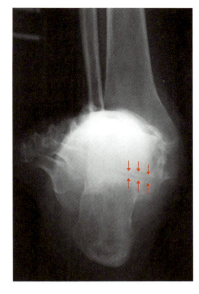

図 3-9 距骨下関節撮影（Cobey 法）

能軸の評価は極めて重要である．そこで我々は下肢機能軸評価には Haraguchi らの考案した Hip-to-calcaneus view（HC view）を用いている[8]．これは大腿骨頭中心から踵骨下端接地点を結んだ線であり，後足部も含めた下肢の機能軸を評価できるため，術前計画や術後評価に有用な撮影法である．

2 超音波検査

　足は皮下組織が少なく超音波検査に適した部位と言える．RA 発症早期の場合，単純 X 線では変化が出ておらず血清学的にも陰性の症例が存在する．単純 X 線では判別不可能な微小な骨びらんや少量の滑膜肥厚も超音波検査では判別できるため，RA の早期診断に有用である（図 3-10）．実際早期 RA では単純 X 線と比較して 6.5 倍の骨びらん検出感度があると報告されている[9]．またパワードップラー法を用いることで活動性の滑膜炎も同定することが可能（図 3-11）で，治療効果判定にも有用である．赤々と燃える炎のようなシグナルを示すため，患者に説明もしやすい．リアルタイムでの動的観察も可能である．なお，偽陽性を避けるために必ず 2 方向から評価しな

第3章 画像所見

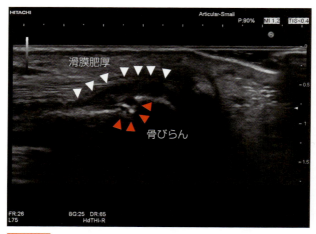

図 3-10 微小な骨びらんと滑膜肥厚

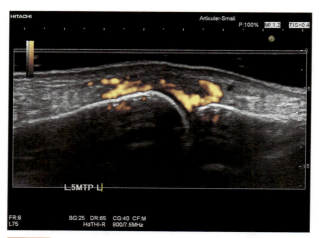

図 3-11 パワードップラー法により活動性滑膜炎がリアルタイムで判別できる

ければならない．簡便で被曝もないが，検者の力量により結果に差が出る可能性があることは注意しなければならない．

3 Computed tomography(CT)

　骨条件で撮影することにより，関節破壊や骨嚢胞の有無を評価するのが容易である．さらに単純X線では評価困難な距骨下関節や前・中距踵関節を容易に評価できる（図3-12）．また3Dに再構成することで立体構造や腱の

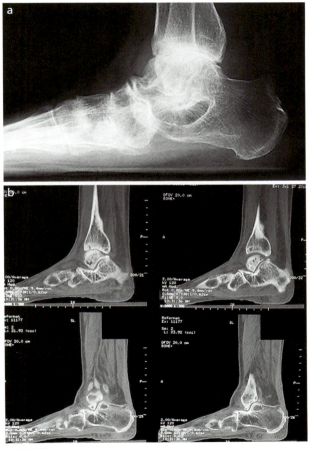

図 3-12 CT による距骨下関節の評価
a：単純X線では距骨下関節は癒合しているようにも見える．
b：CTで見ると関節裂隙がある程度保たれていることがわかる．

第3章　画像所見

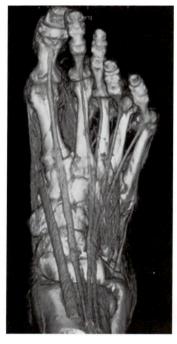

図 3-13 3D-CT により腱の走行も描出できる

走行も把握しやすい（図 3-13）．近年は荷重位での CT 撮影も試みられているが[10,11]，専用の装置が必要でありまだ普及はしていない．

4 Magnetic resonance imaging（MRI）

MRI は単純 X 線では描出困難な関節破壊や滑膜増殖，そして超音波検査でも描出不可能な骨髄浮腫や骨びらんの前段階などを描出でき，特に早期 RA の診断に有用である[12]．肥厚した滑膜は T1 強調像では低信号となる．T2 強調像では線維化した非活動性の滑膜組織は低信号，活動性の滑膜は高信号となり骨髄浮腫も高信号として描出される．また腱鞘内の液体貯留や腱鞘滑膜の肥厚も描出可能である．ただし単純 MRI では関節液と滑膜の判別が不可能であるため，必ず造影する必要がある．単純 X 線や超音波検査と比べると，医療経済的な問題・閉所恐怖症・人工関節などの金属挿入部位周

囲での撮影が困難・荷重位で撮影できないなどの問題点がある．しかし超音波検査が日常臨床で実用化されていない施設においては，軟部組織の評価のために有用な検査である．

リウマチ足に関しては，MTP関節滑膜炎や距腿関節滑膜炎，後脛骨筋腱腱鞘滑膜炎などの診断に有用ではあるが，いずれも超音波検査でも代用可能である．

5 足底圧

人間が歩行する際，正常では足底圧中心COP（Center of pressure）軌跡は踵で接地した後，外側を通り前足部へ向かい，母趾へ抜ける（図3-14）．足部が変形すると足底にかかる圧分布は変化する．例えば縦アーチが低下すると内側にも圧がかかるようになり，回内するとCOP軌跡は内側へ偏位する[13]．また横アーチが低下することによりLesser toesのMTP関節底側にかかる圧が上昇し胼胝を形成し，足趾は背側転位しているため地面を掴めていない（図3-15）．足底圧計測器を用いることでこれらの圧の変化を動的に観察可能である．当センターでは特に術前後の比較に使用している．前足部の関節温存手術（図3-16）と関節非温存手術（図3-17）の術後足底圧を比較すると，明らかに関節温存手術の方が健常足の圧分布に近似しており，関節温存手術の有用性を示唆する一つの根拠ともなり得ると考えている．

第 3 章　画像所見

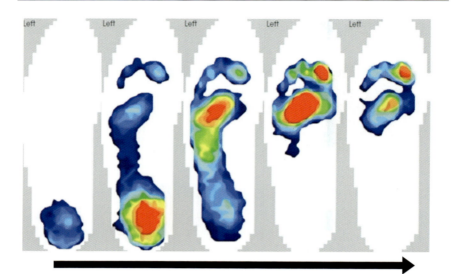

図 3-14 正常な COP の軌跡

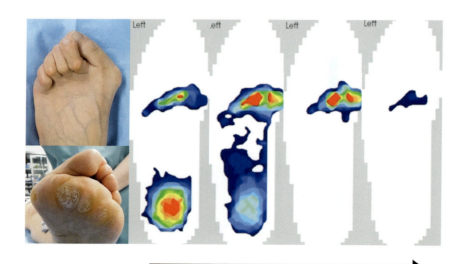

図 3-15 リウマチ足の足底圧
踵接地時にすでに前足部（胼胝部）も接地しており，土踏まずにも荷重がかかり，足趾には最後まで荷重はかかっていない．

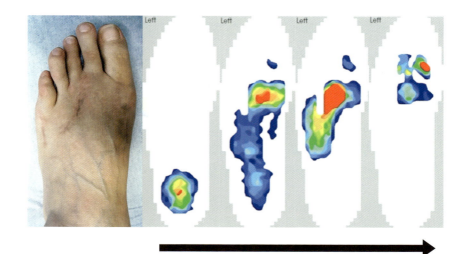

図 3-16 関節温存手術後の足底圧（図 3-15 の術後）
かなり正常歩行に近づいたことがわかる．

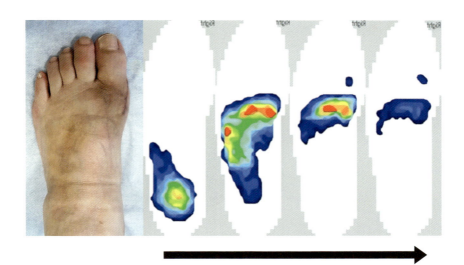

図 3-17 切除関節形成術後の足底圧
足趾には荷重はほとんどかかっておらず，蹴り出しができていない．

modified Total Sharp Score（mTSS）

　手足の単純 X 線写真を用いて RA 患者の関節破壊を評価する方法．手足の各関節における経時的変化を評価するのに最も感度の高い評価法とされている．筆者は 2010 年にオランダの Leiden University にて van der Heijde 教授から直接読影方法の指導を受けた経験があり，現在までに 1,200 例以上を読影し，いくつかの臨床研究で報告している[14-18]．

- 歴史

　1971 年に John Sharp 氏が，RA 患者のレントゲン変化の定量的評価の開発を目的として Sharp Score を発表[19]．手と手関節の 27 関節を対象とし，骨びらん（Erosion）と関節裂隙狭小化（Joint space narrowing: JSN）を点数化する方法であった．その後 1985 年に John Sharp 氏は，読影関節数を Erosion は 17 関節，JSN は 18 関節に減らした modified Sharp Score を発表した[20]．さらに 1989 年に D. van der Heijde 氏が，手の読影関節数をさらに減らし（Erosion：16 関節，JSN：15 関節），足の関節読影（Erosion：6 関節，JSN：6 関節）を含めた modified Total Sharp Score を発表し[21]，現在多くの臨床研究で使用されている．Sharp/van der Heijde score（SHS, S-vdH）と呼ばれることもある．

　足に関しては，単純 X 線足正面像を使用し，両足の母趾 IP 関節と全 MTP 関節を評価する．

- 読影方法

　図 3-18 の赤色の関節が Erosion を評価する部位で，縦じまが JSN を評価する関節である．Erosion は 0〜5 点，JSN は 0〜4 点でスコアリングする．

Erosion
0＝びらんなし
1＝小さなびらん
2＝関節面の半分に満たない
3＝関節面の半分以上
5＝完全に圧壊

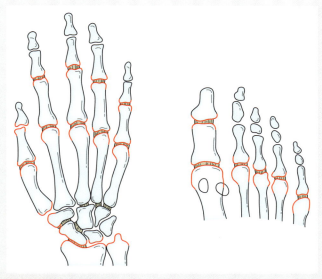

図 3-18 読影する関節
赤色：Erosion，縦じま：JSN

＊手：1 関節につき最大 5 点　足：1 関節につき最大 10 点
JSN
0＝正常
1＝局所のみ，わずか
2＝50％以上が残存
3＝50％以下が残存，亜脱臼
4＝関節裂隙消失，完全脱臼
＊手・足ともに最大 4 点
　全ての関節の合計点数をその患者の Total Score とする．

　手の最大点数は 280 点（Erosion：160 点，JSN：120 点），足の最大点数は 168 点（Erosion：120 点，JSN：48 点），Total Score の最大点数は 448 点となる．

■文献

1) Karasick D, Wapner KL. Hallux valgus deformity: preoperative radiologic assessment. AJR Am J Roentgenol. 1990; 155(1): 119-23.
2) Gould N. Evaluation of hyperpronation and pes planus in adults. Clin Orthop Relat Res. 1983(181): 37-45.
3) Okuda R, Kinoshita M, Yasuda T, et al. The shape of the lateral edge of the first metatarsal head as a risk factor for recurrence of hallux valgus. J Bone Joint Surg Am. 2007; 89(10): 2163-72.
4) Hardy RH, Clapham JC. Observations on hallux valgus; based on a controlled series. J Bone Joint Surg Br. 1951; 33-B(3): 376-91.
5) Kaschak TJ, Laine W. Surgical radiology. Clin Podiatr Med Surg. 1988; 5(4): 797-829.
6) DiGiovanni JE, Smith SD. Normal biomechanics of the adult rearfoot: a radiographic analysis. J Am Podiatry Assoc. 1976; 66(11): 812-24.
7) Cobey JC. Posterior roentgenogram of the foot. Clin Orthop Relat Res. 1976(118): 202-7.
8) Haraguchi N, Ota K, Tsunoda N, et al. Weight-bearing-line analysis in supramalleolar osteotomy for varus-type osteoarthritis of the ankle. J Bone Joint Surg Am. 2015; 97(4): 333-9.
9) Wakefield RJ, Gibbon WW, Conaghan PG, et al. The value of sonography in the detection of bone erosions in patients with rheumatoid arthritis: a comparison with conventional radiography. Arthritis Rheum. 2000; 43(12): 2762-70.
10) Tuominen EK, Kankare J, Koskinen SK, et al. Weight-bearing CT imaging of the lower extremity. AJR Am J Roentgenol. 2013; 200(1): 146-8.
11) Hirschmann A, Pfirrmann CW, Klammer G, et al. Upright cone CT of the hindfoot: comparison of the non-weight-bearing with the upright weight-bearing position. Eur Radiol. 2014; 24(3): 553-8.
12) Sugimoto H, Takeda A, Hyodoh K. Early-stage rheumatoid arthritis: prospective study of the effectiveness of MR imaging for diagnosis. Radiology. 2000; 216(2): 569-75.
13) Hirao M, Ebina K, Shi K, et al. Association between preoperative pain intensity of MTP joint callosities of the lesser toes and fore-mid-hindfoot deformities in rheumatoid arthritis cases. Mod Rheumatol. 2017; 27(1): 50-3.
14) Terao C, Yamakawa N, Yano K, et al. Rheumatoid Factor Is Associated With the Distribution of Hand Joint Destruction in Rheumatoid Arthritis. Arthritis Rheumatol. 2015; 67(12): 3113-23.
15) Terao C, Yano K, Ikari K, et al. Brief Report: Main Contribution of DRB1*04:05 Among the Shared Epitope Alleles and Involvement of DRB1 Amino Acid Position 57 in Association With Joint Destruction in Anti-Citrullinated Protein Antibody-Positive Rheumatoid Arthritis. Arthritis Rheumatol. 2015; 67(7): 1744-50.
16) Ikari K, Yano K, Yoshida S, et al. Response to 'Peptidyl arginine deiminase type IV (PADI4) haplotypes interact with shared epitope regardless of anti-cyclic citrulli-

nated peptide antibody or erosive joint status in rheumatoid arthritis: a case control study'. Arthritis Res Ther. 2014; 16(5): 422.
17) Yoshida S, Ikari K, Yano K, et al. Lack of association between IL-15 genetic variants and progression of joint destruction in Japanese patients with rheumatoid arthritis. Ann Rheum Dis. 2014; 73(4): 784-5.
18) Suzuki T, Ikari K, Yano K, et al. PADI4 and HLA-DRB1 are genetic risks for radiographic progression in RA patients, independent of ACPA status: results from the IORRA cohort study. PLoS One. 2013; 8(4): e61045.
19) Sharp JT, Lidsky MD, Collins LC, et al. Methods of scoring the progression of radiologic changes in rheumatoid arthritis. Correlation of radiologic, clinical and laboratory abnormalities. Arthritis Rheum. 1971; 14(6): 706-20.
20) Sharp JT, Bluhm GB, Brook A, et al. Reproducibility of multiple-observer scoring of radiologic abnormalities in the hands and wrists of patients with rheumatoid arthritis. Arthritis Rheum. 1985; 28(1): 16-24.
21) van der Heijde DM, van Riel PL, Nuver-Zwart IH, et al. Effects of hydroxychloroquine and sulphasalazine on progression of joint damage in rheumatoid arthritis. Lancet. 1989; 1(8646): 1036-8.

第4章
保存治療

1 薬物治療

　RAマネージメントの基本は早期診断・早期治療である．RAの診断には長らく1987年に米国リウマチ学会（ACR）から発表された分類基準[1]が使用されていたが，早期診断には向いていなかった．そこで2010年にACRと欧州リウマチ学会（EULAR）が共同で新分類基準を発表した[2,3]（表4-1）．1987年のACR分類基準と比べ，この新分類基準は感度が上昇している（ただし特異度は低下している）．足のMTP関節など小関節の所見を重視する分類基準となっているが，母趾MTP関節は変形性関節症（強剛母趾）との鑑別のため対象関節には含まれていない．

表4-1　ACR/EULAR 新分類基準

A. 腫脹または圧痛関節数	
1個の大関節	0
2～10個の大関節	1
1～3個の小関節	2
4～10個の小関節	3
11関節以上（少なくとも1つは小関節）	5
B. 血清学的検査	
RFと抗CCP抗体がともに陰性	0
RFか抗CCP抗体のいずれかが低値陽性	2
RFか抗CCP抗体のいずれかが高値陽性	3
C. 急性期反応	
CRPとESRがともに正常値	0
CRPかESRが異常値	1
D. 罹病期間	
6週間未満	0
6週間以上	1

- 合計6点以上でRA
- 大関節：肩・肘・膝・股・足関節
- 小関節：MCP・PIP（IP）・MTP（母趾以外）・手関節
- 顎関節・肩鎖関節・胸鎖関節を含めても良い
- 低値陽性：正常上限の3倍未満
- 高値陽性：正常上限の3倍以上

表 4-2 ACR/EULAR 新寛解基準

	Boolean 法	疾患活動性指標
臨床試験	以下の全てが 1 以下 ・腫脹関節数 ・疼痛関節数 ・患者全般 VAS ・CRP	SDAI≦3.3
日常臨床	以下の全てが 1 以下 ・腫脹関節数 ・疼痛関節数 ・患者全般 VAS	CDAI≦2.8

SDAI＝腫脹関節数＋疼痛関節数＋患者全般 VAS＋医師全般 VAS＋CRP
CDAI＝腫脹関節数＋疼痛関節数＋患者全般 VAS＋医師全般 VAS

　RA 診断後の治療の中心は薬物治療である．Methotrexate（MTX）や生物学的製剤などの強力な抗リウマチ薬の発売以降，RA 治療は Paradigm shift と呼ばれる劇的な変化をしている．それに伴い，ACR と EULAR はそれぞれ治療推奨（Recommendation）を提唱し，数年に一度 Update されている[4,5]．国によって使用できる治療薬に多少の違いはあるが，RA 治療は世界で標準化されつつあり，日本リウマチ学会が発表している「関節リウマチ診療ガイドライン」も EULAR に準拠したものとなっている．

　また RA に対する治療目的を明確にするために，2010 年に EULAR が中心となって「目標達成に向けた治療」（Treat to Target: T2T）が発表された[6]．T2T では，寛解という目標達成のために Tight control を行う治療戦略が提唱されている．なお現在でも寛解の定義として DAS28＜2.6 は広く使われているが，この基準を満たしていても関節症状を有していたり関節破壊が進行する例も存在するなど，いくつか問題点が指摘されている．そこで ACR と EULAR は 2011 年に新寛解基準を作成し[7,8]（表 4-2），より厳しい寛解基準となっている．しかし新寛解基準においても足部足関節は対象関節には含まれていないことは留意する必要がある．

2 運動療法

　運動療法は軽度のリウマチ足変形進行予防に有効と考えられている．足趾を開く運動や，タオルギャザー運動（足の裏にタオルを敷き，足趾でタオルをたぐり寄せる運動）（図4-1）により拘縮予防・インナーマッスル強化・アーチの維持に良い影響を与える．また外反母趾変形に対してはHohmann体操が有効とされている．Hohmann体操とは，図4-2のように両母趾にゴムバンドを引っかけ，足を開くことで母趾MTP関節や母趾内転筋のストレッチにつながる．このHohmann体操において注意しなければならないこ

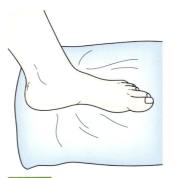
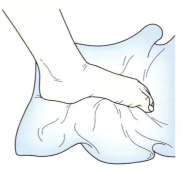

図4-1 タオルギャザー運動

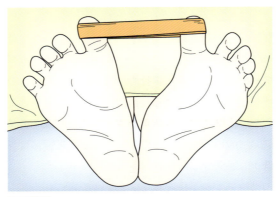

図4-2 Hohmann体操

とは，この運動はあくまでストレッチであって筋力トレーニングではないということである．患者の中にはゴムに負けないようにグイグイ母趾に力を入れてこの運動を何回も繰り返している人がいる．これでは母趾内転筋が鍛えられてしまい，むしろ逆効果である．患者に指導する際は，この点についてしっかり説明する必要がある．

3 注射療法

　局所の腫脹・疼痛に対して有効な治療法である．リウマチ足では滑膜炎・腱鞘滑膜炎・滑液包炎などに対して行われる．特に関節内ステロイド注射は炎症性サイトカイン濃度を下げることが可能であり，単関節のみ炎症の残っている RA 患者に対しては寛解を誘導できる可能性がある[9]．また早期 RA 患者に対する関節内ベタメタゾン注射は即効性があり抗炎症作用が長期間続くため，寛解を目標とした治療戦略の一つとなりうると報告されている[10]．

　膝や肩峰下滑液包炎への注射は比較的容易で，実際自身で注射している内科医も多いが足関節注射はやや難度が高い．慣れていないとうまく関節腔内へ針先を入れることができず，患者も痛い思いをすることになる．そのため足関節注射は整形外科医へ依頼した方がよい．筆者の行っている足関節注射の手技は p.54 のコラムを参照されたい．

4 装具療法

　足の治療において，装具療法は手術療法と双璧をなす重要な治療である．特に足底板はしっかりと適応を見極めて使用すれば，極めて有効である．足底板は主にアーチサポートとメタタルザルパッドからなる（図4-3）．アーチサポートは内側縦アーチ（土踏まず）を持ち上げ支えることで，回内・外反などの足全体の変形を矯正し，結果として前足部へも好影響を与える．さらに本来体重のかからない土踏まずでも体重を支えることになるため，胼胝など圧が集中している部分の荷重を分散することができる．メタタルザルパッドは横アーチが低下し胼胝などの角質異常を生じている部位の手前を持ち上げることで，その部位にかかる圧を減らすことが可能である．足底板はこれらの効果により疼痛軽減・関節保護・変形進行予防が得られる．欠点と

第4章 保存治療

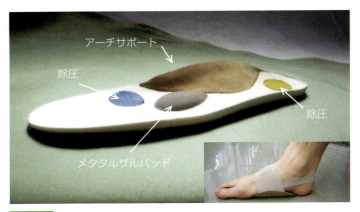

図4-3 足底板の構造

しては，靴がかなり制限されること，変形の進行予防にはなるが変形の矯正効果は少ないこと，そして適応を見誤るとむしろ逆効果になる可能性があること，などである．また2012年に発表されたSystematic reviewにおいては，疼痛改善の効果はあるが，機能や歩行速度はコントロール群と変わりがないと報告されている[11]．

筆者の考える足底板の有効・無効の境目は「変形が強直・拘縮しているか否か」である．足を触診し，検者の手でアーチサポートやメタタルザルパッドを再現して変形が多少なりとも矯正できれば足底板が有効である可能性は高い．一方，強直・拘縮のためほとんど矯正ができない症例では足底板はほぼ無効であるといってよく，筆者はそのような症例には手術療法を勧めている．

5 フットケア

フットケアとは足の手入れのことである．皮膚科・形成外科・内科・血管外科・整形外科など幅広い知識が必要である．もともとフットケアは糖尿病性足壊疽の予防として発展してきた分野である．しかしリウマチ足でも外反母趾やハンマー趾の突出部の潰瘍・胼胝の破裂・趾間部の白癬・巻き爪などの皮膚トラブルが非常に多い．RA薬物治療の影響もあり軽度の創傷でも治

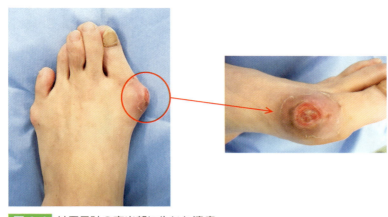

図 4-4 外反母趾の突出部に生じた潰瘍

りにくく，悪化した結果 RA 治療を中断せざるを得ない事態へとつながることもある．そのような皮膚トラブルを予防するためにもフットケアは重要である．

1. 皮膚潰瘍

多くの場合は外反母趾・ハンマー趾・胼胝など骨が突出した部位の皮膚が角質異常を起こし，靴に当たって潰瘍を生じる（図 4-4）．皮膚が乾燥することにより角質異常を引き起こすことが多いため，保湿をいかに維持するかが重要である．具体的には入浴後すぐに保湿クリームを塗って水分の蒸発を防いだり，すでに角質の硬くなっている部位には角質軟化薬（サリチル酸）を塗って角質の代謝を促す．なおリウマチ足では胼胝の直下に中足骨骨頭が位置していることも多いため，サリチル酸を胼胝に塗りすぎると骨頭が露出する危険性があるため注意が必要である．また骨の突出部が当たらないような自分に合った靴を履くことも重要である．

2. 白癬

リウマチ足では足趾の変形のため趾間部が湿潤環境になりやすく，さらに RA 薬物治療により真菌感染も生じやすいため，趾間部に白癬を生じている

第 4 章　保存治療

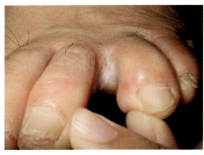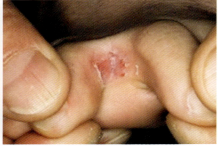

図 4-5　趾間部の白癬

患者は多い（図 4-5）．白癬を生じてしまった場合は治療を皮膚科医に依頼することになるが，そうならないためにも普段から足を清潔に保つことが重要である．そのためには毎日入浴の際に足を石鹸（弱酸性・低刺激性）でしっかり洗い，その後の保湿も十分に行う．さらに趾間部の蒸れを防ぐために普段から 5 本指靴下を履くことも重要である．また靴の中の湿気を除去するために，靴は複数用意し，毎日同じ靴を履かないことも重要である．なお白癬菌は皮膚に付着してから感染が成立するまで 24 時間以上かかるため，毎日足をしっかり洗っていれば感染は避けられる．

3.　巻き爪（陥入爪・弯曲爪）

　外反母趾変形があると母趾は回内し，地面からの圧迫により巻き爪になることが多い（図 4-6）．そのためリウマチ足で巻き爪を合併している人は意外と多い．また爪は本来巻く性質があるため，歩行量が減ると足底からの圧が減り爪は巻きやすくなってしまう．巻き爪を予防するためには適切な爪切りが重要である．深爪や端を丸くしてしまうと爪が周辺組織に食い込みやすくなるため，四角く切ることが重要である．なお入浴後に爪切りを行えば爪が柔らかくなっているため割れにくい．

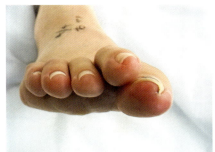 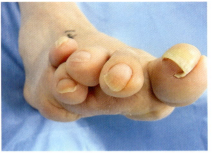

図 4-6 母趾が回内し爪の内側が巻いている

COLUMN

靴選びのポイント

　RA は足趾変形のハイリスクなので，以下のような点に注意して靴を選ぶべきである．①踵がしっかり包まれホールドされている，②足背はマジックテープや靴紐で固定，③足先は 10 mm ほど隙間ができる，④靴底は硬め，などがポイントとして挙げられる．踵がしっかり把持され，足背もしっかり固定されないと足が靴の中で動いてしまい歩行が不安定となるため，地面を掴もうと足趾に余計な力が入ってしまう．その結果変形が増悪することがある．また足の大きさには日内変動（夕方になると足はむくむ）があるため，マジックテープや靴紐で調節できる方が良い．そして荷重時と非荷重時で足長は変わるため，足先は少しゆとりがある方がよい．外反母趾や内反小趾が当たるため足先の幅の広い靴を選んでいる患者もいるが，歩行中に足趾が靴の中で動いてしまい余計変形を増悪させてしまうことがある．靴に当たる部分はストレッチャーでその部分だけ広げてもらうのが良い．また靴底が柔らかいとバランスをとるために足に余計な力が入り疲れやすくなってしまう．近年はコンフォートシューズと呼ばれる，足の健康を考えて作られた靴が多数発売されている．デザイン性も高いのでオススメである．

第 4 章　保存治療

ハイヒールは本当に悪か？

　ハイヒールを履くと外反母趾になる，と広く言われている．しかしハイヒールに対する女性のニーズはとても高い．ハイヒールを履きたい女性の気持ちもわからないでもない．そこでハイヒールについて考察する．ただしすでに足に変形を生じている場合にハイヒールを履くことは害悪でしかない．

　そもそも外反母趾の原因はいくつか挙げられる．女性は男性と比べ軟部組織が柔らかく筋力も弱いため外反母趾になりやすく，骨の形状なども外反母趾の原因として挙げられる．現代において，外反母趾の比率は 1：10 で女性が多い．しかしかつては男性の方が外反母趾が多かった時代もあったようである．Mafart らは南フランスにある墓地に埋葬されている遺骨を掘り起こし，足の骨の調査を行った．11〜13 世紀の遺骨と 16〜17 世紀の遺骨を比較すると，11〜13 世紀では男女の外反母趾の頻度に大きな差はなく，16〜17 世紀ではむしろ男性の方が外反母趾の頻度が高かったとのことである．これは当時，男性がヒールの高いブーツや靴を履き，それがかなり硬い革で作られていたのが原因だったのではないかと考察されている[12]．

　ではハイヒールを履くとなぜ外反母趾になりやすいのか？　ヒールが高くなることで当然足は前に滑る．そのような状況で靴先の尖った靴を履いていると，靴先から足に対して図 4-7 のような方向に力が加わる．すると母趾が外反していくと同時に中足骨骨頭には図のような方向の力のベクトルが加わるため第 1 中足骨は内反していく．結果として外反母趾になってしまうわけである．

　ただし強い希望がある場合，以下の条件を満たしたハイヒールであれば外反母趾変形予防の観点で許容している．

　①足先が開放されている

　　図 4-7 のような靴先のハイヒールが悪いことは先に述べた通りである．

　②ベルトやバンドで中足骨骨頭が固定される

　　ヒールがあると必ず足は前へ滑ろうとするため，中足骨骨頭の部分でしっかり固定できれば足が前へ滑ろうとする力を抑えられる．

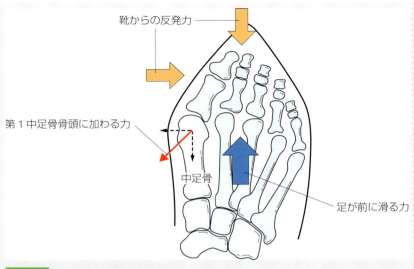

図 4-7 ハイヒールの中の状態

③ヒールの高さは 5 cm 以下
　5 cm を超えると足が前へ滑ってしまう．また本来は踵と前足部の荷重分散比率は 5：5〜6：4 であるが，ヒールの高さが 5 cm を超えると前足部に 6 割近い荷重がかかってしまうと言われている．
④アーチサポートを有している
　土踏まずでも体重を支えるため，前へ滑る力を抑えられる．
⑤中敷きに滑り止めが付いている
　同様に前へ滑る力を抑えられる．滑り止めシートを中敷きに貼っても良い．

私の足関節注射の方法

　ここでは筆者が行っている足関節注射の手技について説明する．まず刺入部位は前脛骨筋腱の内側で，足関節内果の最突出部高位とする（図4-8）．どれほど肥満があろうと関節が腫れていようと，この前脛骨筋腱と足関節内果はほぼ全員触知可能だからである．そして前脛骨筋腱の外側には様々な腱や神経血管束が存在しているが，内側は重要組織がないためとても安全である．刺入部が決定したら足底面に平行に，冠状面に垂直に針を刺入する．しかし足関節（距腿関節）はドーム状の関節であり，足底面に水平に刺入している限り必ず骨に針先が当たってしまう（図4-9）．ドームの傾斜に合わせて針を刺入しようにも，足背が邪魔で針先をうまく持ち上げられない．関節包を貫いた瞬間を毎回感じ取れればよいが，なかなかそううまくはいかない．あえて針先を距骨に当てて少し手前に戻してもいいが，あまりスマートな手技とは言えない．そこで針（筆者は23G針を愛用）の約半分を刺入したら，針先を徐々に外側へ向け刺入していく．距腿関節の前方関節包は脛骨前縁から距骨頚部に付着しており，距腿関節

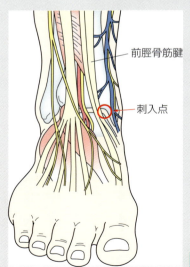

図 4-8　足関節注射の際の刺入部位

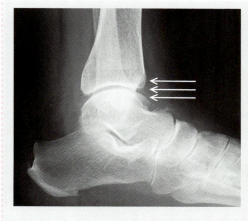

図 4-9 どの高さから刺入しても必ず骨に当たってしまう

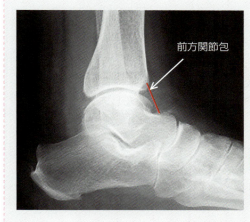

前方関節包

図 4-10 距腿関節はドーム状の関節
関節包の後方にはある程度スペースがある.

前方には少しスペースがある（図 4-10）．つまり針先を外側へ向けることで，このスペースへ針先を滑り込ませるイメージである．これなら針を刺入しすぎても骨に当たる心配はない．針の 3/4 ほどを刺入したあたりで薬を注入すれば，抵抗なく注入できる．もし抵抗を感じる場合はまだ関節包を貫いていない可能性が高いため，さらに針の刺入を進めれば大丈夫である．

■文献

1) Arnett FC, Edworthy SM, Bloch DA, et al. The American Rheumatism Association 1987 revised criteria for the classification of rheumatoid arthritis. Arthritis Rheum. 1988; 31(3): 315-24.
2) Aletaha D, Landewe R, Karonitsch T, et al. Reporting disease activity in clinical trials of patients with rheumatoid arthritis: EULAR/ACR collaborative recommendations. Arthritis Rheum. 2008; 59(10): 1371-7.
3) Aletaha D, Landewe R, Karonitsch T, et al. Reporting disease activity in clinical trials of patients with rheumatoid arthritis: EULAR/ACR collaborative recommendations. Ann Rheum Dis. 2008; 67(10): 1360-4.
4) Singh JA, Furst DE, Bharat A, et al. 2012 update of the 2008 American College of Rheumatology recommendations for the use of disease-modifying antirheumatic drugs and biologic agents in the treatment of rheumatoid arthritis. Arthritis Care Res(Hoboken). 2012; 64(5): 625-39.
5) Smolen JS, Landewe R, Breedveld FC, et al. EULAR recommendations for the management of rheumatoid arthritis with synthetic and biological disease-modifying antirheumatic drugs: 2013 update. Ann Rheum Dis. 2014; 73(3): 492-509.
6) Smolen JS, Aletaha D, Bijlsma JW, et al. Treating rheumatoid arthritis to target: recommendations of an international task force. Ann Rheum Dis. 2010; 69(4): 631-7.
7) Felson DT, Smolen JS, Wells G, et al. American College of Rheumatology/European League against Rheumatism provisional definition of remission in rheumatoid arthritis for clinical trials. Ann Rheum Dis. 2011; 70(3): 404-13.
8) Felson DT, Smolen JS, Wells G, et al. American College of Rheumatology/European League Against Rheumatism provisional definition of remission in rheumatoid arthritis for clinical trials. Arthritis Rheum. 2011; 63(3): 573-86.
9) Habib GS. Systemic effects of intra-articular corticosteroids. Clin Rheumatol. 2009; 28(7): 749-56.
10) Hetland ML, Ostergaard M, Ejbjerg B, et al. Short-and long-term efficacy of intra-articular injections with betamethasone as part of a treat-to-target strategy in early rheumatoid arthritis: impact of joint area, repeated injections, MRI findings, anti-CCP, IgM-RF and CRP. Ann Rheum Dis. 2012; 71(6): 851-6.
11) Hennessy K, Woodburn J, Steultjens MP. Custom foot orthoses for rheumatoid arthritis: A systematic review. Arthritis Care Res(Hoboken). 2012; 64(3): 311-20.
12) Mafart B. Hallux valgus in a historical French population: paleopathological study of 605 first metatarsal bones. Joint Bone Spine. 2007; 74(2): 166-70.

第5章
手術治療

1 リウマチ足手術の推移

　薬物治療の劇的な向上により，RA に対する外科手術は減少傾向となることが予想されていた．実際，フィンランドでは 1995 年から 2010 年にかけて，RA に対する人工関節置換術は減少したと報告されている[1]．米国でも OA に対する関節形成術は 1991 年から 2005 年にかけて倍増しているのに対し，RA に対する関節形成術は微減している[2]．英国では 1986 年から 2012 年にかけて RA 大関節の人工関節置換術の件数は変わらないが，手や足の手術は減少したと報告されている[3]．

　一方で当センターでの大規模コホート研究 IORRA のデータによると，2001 年から 2007 年にかけて RA に対する手術件数は減少したが，2008 年から 2012 年にかけては減少せず手術件数は維持されていた[4,5]．特に肘・足関節・指の人工関節置換術が増加しており，足部の関節形成術も増加している（図 5-1）．この傾向は当センターのみならず，日本の主要な RA 診療施設でも同様の傾向を認めているようである．かつては痛みを取り ADL を上げるような手術，つまり大関節への手術が主体であったが，RA のコントロールが改善したことにより，整容面・機能面などの QOL の改善を主目的とした小関節の手術へ，患者のニーズが変化してきていることが原因と思われる．

2 当センターでの周術期管理

　RA の周術期管理はやや煩雑と考えられており，一般整形外科医が RA の手術から距離を置く理由となっているかもしれない．そこで当センターにおける周術期管理について詳細に述べる．

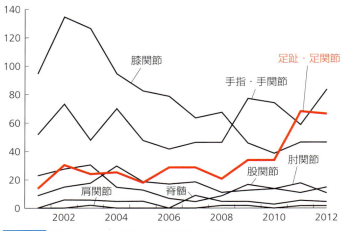

図 5-1 当センターにおける手術件数の推移

1. 抗リウマチ薬の休薬

抗リウマチ薬＝免疫調節薬・免疫抑制薬であるため，休薬を行わなければ創治癒遅延や感染などの術後合併症が増えると考えられていた．しかし最近はエビデンスも蓄積されてきており，各薬剤毎に周術期の休薬の必要性に関するコンセンサスが得られるようになってきている．

(1) サラゾスルファピリジン・ブシラミン・イグラチモド・タクロリムス

基本的に休薬不要である．内服できない手術当日のみ休薬する．

(2) メトトレキサート

基本的に休薬不要である．日本リウマチ学会による MTX 使用ガイドラインでも休薬不要とされている．当センターでは手術日と内服日が重なった場合のみ休薬している．今のところ高用量の場合も同様に対応している．

(3) TNF 阻害薬

半減期の長いインフリキシマブのみ投与日の間（最終投与から約 4 週後）に手術を行うように設定している．他の TNF 阻害薬に関しては術前後 2 週ずつ休薬している．創癒合を確認し感染を否定できれば早期再開を行うが，特に半減期の短いエタネルセプトでは休薬により RA が再燃することもある．

(4) トシリズマブ

術前後 2 週ずつ休薬している．術後 CRP が上昇しないため，感染早期発見のためには局所所見に特に注意しなければならない[6]．

(5) アバタセプト

術前後 2 週ずつ休薬している．

(6) トファシチニブ

比較的新しい薬であり，休薬に関するエビデンスは十分ではない．第 III 相試験時は手術前 1 週間からの休薬とし，抜糸後再開することで問題は生じなかったそうである．半減期は約 3 時間と短いためさらに短い休薬期間でも良い可能性はあるが，今後症例を積み上げて検討する必要がある．現在当センターでは第 III 相試験時と同様に手術前 1 週間休薬・抜糸後再開としている．

2．ステロイドカバー

ステロイドを普段から内服している患者は，副腎機能が低下している．手術の際は大きなストレスがかかるため，普段の内服量よりも多くの副腎皮質ホルモンが必要となるが，副腎機能が低下しているためストレスに対して充分に副腎が対応できない．そのため常用量より多いステロイドでカバーする必要がある．ただし整形外科手術は基本的に術翌日から内服可能であるため，用量調整にそれほど神経質になる必要はないと考える．実際当センターでは普段のステロイド内服量にかかわらず，内服している場合は全例で手術当日のみヒドロコルチゾンコハク酸エステルナトリウム 100 mg をメインの点滴 1 本に混注しているのみである．この用量用法で問題を生じたことはない．

3．予防的抗菌薬

各種ガイドラインに則り，執刀開始約 30 分前にセファゾリン 1 g を投与する．そして手術終了後帰室時に再度セファゾリン 1 g を投与して抗菌薬投与を終了とする．術翌日以降は抗菌薬を投与しない．

4. 包帯交換

術後は週に1〜2回行っている．創の状況を確認し，問題なければ再び被覆している．

3 前足部

前足部の手術はMTP関節を温存するかしないかで関節温存手術と関節非温存手術に分けられる（図5-2）．RAでは関節破壊を生じており関節を温存する意義に乏しかったため以前は関節非温存手術しか行われていなかった．しかし近年のRA薬物治療のめざましい進歩により関節破壊を抑制できるようになったため，現在関節温存手術が脚光を浴びている．両術式とも基本的に中足骨の骨切りを行うが，骨切りのみでは変形を矯正できない症例も多く，その場合軟部組織の切離や再建も併用する．

当センターでは基本的に関節温存手術を行うが，以下の場合は適応外としている．

①骨頭が圧壊しており関節適合性が著しく悪い
②もともと歩行不可能で，突出部の潰瘍などから感染を繰り返しており，感染再発抑制を目的とした手術の場合
③以前反対側に関節非温存手術を施行されており，もう一方も同様の術式

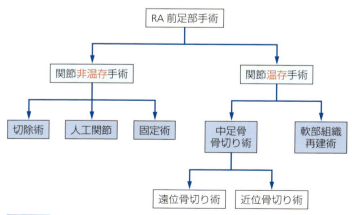

図5-2 RA前足部手術の分類

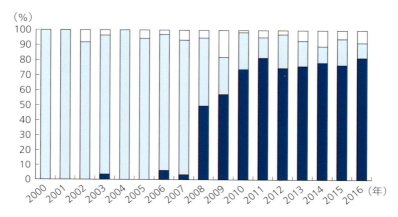

図5-3 当センターにおけるRA前足部手術の割合

を患者が望んでいる

以上の条件を満たす症例に対しては関節非温存手術を施行している．また足趾単独（ハンマー趾など）の手術なども含めると，当センターで行う関節温存手術の割合はリウマチ前足部手術全体の約8割である（図5-3）．

1. 関節非温存手術

関節固定術，切除関節形成術，人工関節置換術などが含まれる．特に関節固定術と切除関節形成術は古くから世界中で行われており，現在でも世界におけるGold Standardな術式と言える．関節固定術と切除関節形成術をhead to headで比較した報告[7-9]もいくつかあり，やや関節固定術の方が成績は優れるが，いずれの術式も成績は良好であり，再発率・機能評価・患者満足度・合併症発生率に大きな差はない．

(1) 関節固定術

第1 MTP関節やIP関節に対して行われ，Lesser toesは切除関節形成術を併用することが多い．リウマチ足では骨質不良例や血行不良例も多く，偽関節となる可能性がある．ボーンソーを使用する際は摩擦熱による細胞傷害を減らすために，生理食塩水を滴下しながら骨切りを行う[10]．また第1

第 5 章　手術治療

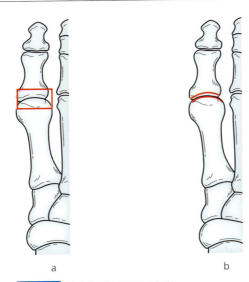

図 5-4 第 1 MTP 関節固定術
a：短縮させたい時，b：短縮したくない時

　MTP 関節単独の固定術を行う場合は母趾の短縮が目立つため，中足骨骨頭と基節骨基部の形状を温存したままエアトームなどで軟骨下骨の切除のみを行うこともある（図5-4）．固定材料としては 1.5 mm の K-wire のみを使用することが多い．スクリュー固定の場合骨孔作成時に骨が割れるリスクが高く注意が必要となる．プレート固定の場合は皮下組織が菲薄な部位であり創部離開のリスクがあるためである．固定角度に関しては，第 1 MTP 関節固定術の場合は第 1 中足骨に対して 30 度背屈を目安にしているが，リウマチ足では中足部や後足部の変形を伴っている例も多いため，必ず術中に荷重位を再現（膝を屈曲して手術台に足底をしっかり接地させる）して確認している（図5-5）．術後は前足部が免荷となる専用サンダル（OrthoWedge®）を着用して歩行する．前足部免荷は 8 週間行う．

　除痛効果に優れアライメントも長期にわたり維持できる術式である．ただし，当然関節の可動性は喪失し，隣接関節（第 1 MTP 関節固定術の場合は特に IP 関節）への影響も懸念される．また偽関節も一定の割合で生じる．

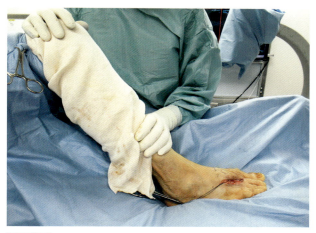

図 5-5　術中に荷重位を再現する

(2) 切除関節形成術

　1912 年に Hoffmann が足底皮切による全中足骨の骨頭を切除する術式を報告[11]して以降，足背皮切で中足骨頭だけではなく基節骨基部も切除する術式[12,13]や基節骨基部しか切除しない術式[14,15]，あるいは脂肪組織切除も併用する術式[13,16]など数々の変法が考案されてきた．当センターでは第1 MTP 関節内側皮切と足底皮切から全中足骨骨頭を切除する術式を行っている．この際注意すべきことは，骨切り高位を第2中足骨を最遠位とし「2＞1＞3＞4＞5」の順に放物線を描くように骨切りを行うことである[17]（図5-6）．骨切り量は，骨切り面と基節骨基部の間に術者の指が容易に挿入できる程度の間隙としている．術前の変形が重度の場合は，変形矯正後に整復位を保持させる目的で3週間ほどK-wireを趾先部から挿入しておくこともある．K-wireを挿入していない例では術後は直後から前足部に荷重をかけて問題ない．なお骨頭を切除することでMTP関節は不安定性が強くなるため，術後のガーゼドレッシング（裁いたガーゼを趾間部にしっかり挿入する）で充分に固定することが重要である．

　胼胝への骨頭の圧迫が解除され外見上も改善されるため，短中期的には非常に患者満足度の高い手術である．本術式の最大の問題点は変形の再発であ

第5章　手術治療

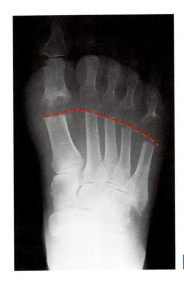

図 5-6　理想的な骨切り高位

る．骨頭がなくなることで MTP 関節が不安定となるため靴などの影響で外反母趾変形を再発しやすい．さらに年月とともに MTP 関節の間隙は短縮し足趾の脱臼もきたしやすい（図5-7）．また骨切り部での骨新生により生じた骨棘が底側に拡大すると胼胝となってしまうことも多い．

(3) 人工関節置換術

1972年に Swanson がはじめに報告し[18]，その後改良が重ねられ現在の double-stemmed flexible hinge かつ grommet を有する形となった[19]．除痛や可動域の温存が可能で，骨切り後のスペーサーとしても機能するため母趾の短縮や関節不安定性も防ぐことが可能である．良好な成績が複数報告[20-22]されているが，最大の問題点は人工関節の破損（図5-8）や弛みである．第1 MTP 関節には歩行時に大きな荷重がかかることやインプラントの摩耗粉による骨溶解などが原因として考えられる．

2．関節温存手術

近年 RA 前足部変形に対する関節温存に関する論文は多数報告されている[23-33]．主に中足骨を骨切りして変形を矯正することで MTP 関節を温存す

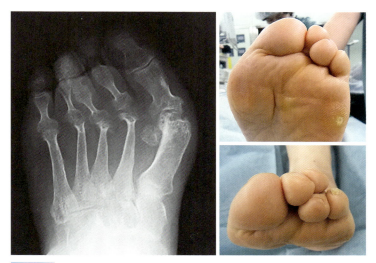

図 5-7 切除関節形成術後 9 年の症例
前足部変形の再発と第 5 MTP 関節底側に鶏眼が生じている.

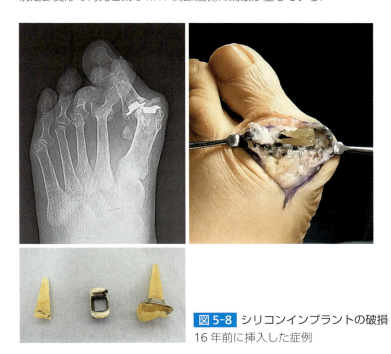

図 5-8 シリコンインプラントの破損
16 年前に挿入した症例

第5章 手術治療

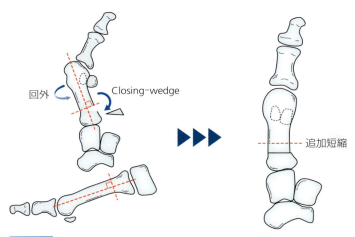

図 5-9 第1中足骨近位楔状回旋骨切り術
利点としては，近位骨切りのため矯正力が大きいこと，第1中足骨の回内変形を矯正できること，Lesser の短縮量に合わせて第1中足骨の短縮を容易に行えること，などが挙げられる．

る．骨切り方法に関しては多数の報告があるが，母趾列に関しては Scarf 法[23]，Hohmann 変法[28]，Mann 変法[32]，Lapidus 変法[29,30]などで良好な成績が報告されている．Lesser に関しては遠位短縮斜め骨切り[26]，オフセット骨切り[31]，近位斜め骨切り[29,30]などが広く用いられている．特に Niki らの Lapidus 変法と Lesser 中足骨近位斜め骨切り術の併用は極めて良好な中期成績を報告している[29,30]．

ただし母趾列の各種骨切り方法には，それぞれ第1中足骨の回内変形が矯正できない・短縮量の調整が困難・別の関節を固定しなければならないなど，いくつか気になる点がある．そこで我々はこれらの問題点を解決すべく，2010 年に第1中足骨近位楔状回旋骨切り術（図 5-9）を考案[33]し，羽生らの第2〜5中足骨遠位短縮斜め骨切り術[26]の変法と組み合わせることで，良好な成績を得られている．しかし一方で，本術式に特有の合併症も少なからず経験している．以下に本術式の詳細と合併症対策を述べる．

(1) 術前計画

術前に患肢の足立位正面単純 X 線を撮影する．外反母趾角（HVA）と第

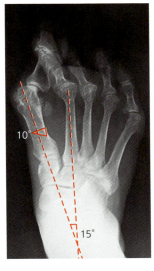

図 5-10 楔型骨切りの角度
この症例では M1M2A が 15 度のため，楔の角度は 10 度とした．

1・2中足骨間角（M1M2A）を計測し，術後の M1M2A が 0〜5 度前後になるように，第 1 中足骨近位楔状骨切りの角度を決定する（図 5-10）．母趾以外（Lesser）に関しては，MTP 関節の拘縮や脱臼の程度を元に，短縮後の MTP 関節の位置が第 2 MTP 関節を頂点として第 5 MTP 関節に向かうアーチを描くことを目標に中足骨短縮量を決定する．なお，短縮量は最大でも 10 mm までとしている．理由としては，短縮量が大きくなると骨切り面の適合性が悪くなり骨癒合に不利となること，周囲の軟部組織に牽引され骨切り部が離開する可能性があること，屈筋腱・伸筋腱の緊張低下による可動域制限が予測されること，などが挙げられる．

(2) 実際の術式

手術は，仰臥位にて大腿部を駆血した状態で行う．

①皮切と背内側皮神経同定

第 1 MTP 関節背内側から第 1 中足骨上を通り，足根中足関節（TMT 関節）に至る皮切をおく（図 5-11）．皮下を展開し，まず背内側皮神経の同定を試みる．ただしこの神経の走行は多様性が多く，外反母趾の程度によっても走行が異なるため，同定が難渋する場合が多い．当センターでは

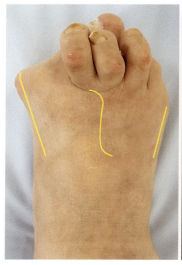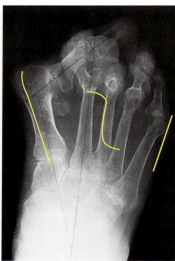

図 5-11 皮切

Makwana らの報告[34]に従い，背側と底側の静脈をつなぐ「Sentinel vein」を同定し，その深層に存在する背内側皮神経を確認している（図5-12）．

②外側軟部組織の処理

ついで外側軟部組織の切離に移る．第1中足骨骨頭外側を展開し，母趾内転筋を同定する．まず母趾内転筋を外側種子骨の付着部で切離する．外反母趾の矯正が不十分な場合には外側関節包の切開・深横中足靱帯切離・基節骨基部の母趾内転筋付着部切離なども追加し，徒手的に母趾が整復できることを確認する．

③第1中足骨近位楔状骨切り

第1中足骨基部を展開し，骨膜をレトラクトして中足骨近位骨幹端部を露出させる．TMT関節から遠位15 mmの位置を楔型の近位端とし，術前計画で決定した角度の楔型骨切り線を中足骨上にマーキングする（図5-13）．その際，遠位骨切り面が骨軸と垂直となるような楔型にすることがこの術式の要点である．マイクロボーンソーで骨切りする際は，側面から見ても骨軸に垂直になるようにすることで，遠位骨片を回外させて骨切り部を整復する

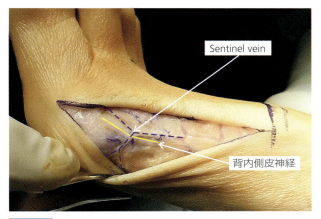

図 5-12 背内側皮神経と Sentinel vein

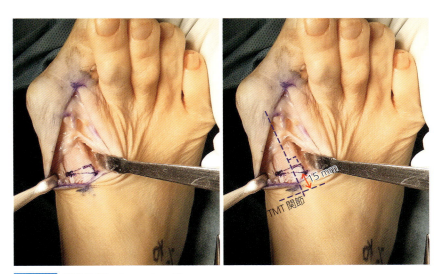

図 5-13 楔型骨切りのマーキング

際に中足骨が背屈または底屈してしまうことを防ぐ（図 5-9）．骨切り後，骨片を取り残しがないように摘出する．

　④内側関節包切開

　背内側皮神経を背側ないし底側へよけ，第 1 MTP 関節内側関節包を露出

第5章 手術治療

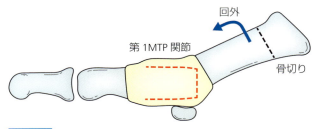

図 5-14 第 1 MTP 関節包の切開

させる．最終的に中足骨遠位骨片は回外するため，回外位で内側に位置する関節包を近位凸の Flap 状に切開し，基節骨基部の付着部まで反転する（図5-14）．なお基節骨が底側亜脱臼してしまう場合は背側関節包を Flap 状に切開して引き上げる．

⑤第 2～4 中足骨遠位短縮斜め骨切り術

ついで Lesser の処置に移る．まず PIP 関節に屈曲拘縮がある場合は，非観血的徒手的授動術を行う．第 2 MTP 関節背側から第 3 中足骨上を通り，第 4 中足骨近位部へ向かう S 字状の皮切をおく（図5-11）．神経・血管に注意して皮下を展開し，長趾伸筋腱（EDL）をレトラクトして第 2 中足骨上の軟部組織と骨膜を一塊にして縦切し，第 2 中足骨を露出させる．術前計画で決定した短縮量をマーキングする．なお第 2～4 中足骨の短縮量は基本的に同量短縮している．マーキングの際は，遠位の骨切り面下端が骨頭に切り込まないことを意識して骨切り部を決定する．骨切り角度は骨軸に対して約45度とし，必ず遠位骨切り面から骨切りを開始する．近位骨切り面から始めてしまうと，遠位を骨切りする際に遠位骨片が不安定になり，計画通りの骨切りが困難となるためである．遠位・近位を平行に骨切り後，骨片を摘出する（図5-15）．その後遠位骨片底側に鉗子を沿わせ，骨頭底側と腱脹の間の癒着を剥離する（図5-16）．これを行わないと腱脹に牽引されて骨頭が底屈してしまうため大事な処置である．なお，他趾とのバランスから短縮はほとんどさせたくないが骨頭と腱脹間の癒着を剥離したい場合は，骨切りを一度のみ（ボーンソーの厚み約 1 mm のみの短縮）とする場合もある．以上の処置を行っても MTP 関節の脱臼整復が困難な場合には，背側関節包の切

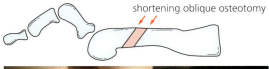

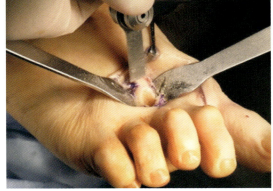 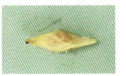

図 5-15 Lesser の中足骨遠位短縮斜め骨切り

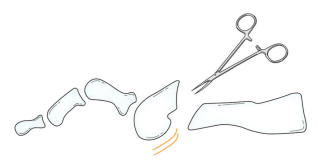

図 5-16 骨頭と腱膜の間の癒着剝離

開・内外側関節包／側副靱帯の切離・短母趾伸筋腱（EDB）の切離を適宜追加する．それでも脱臼整復困難な場合や足趾が背側転位しやすい傾向が残存する場合は，EDL の Z 延長を行う．EDL を可能な限り長く露出させ，尖刃で Z 状に切開する．その後全ての手技が完了したら，閉創前に EDL を縫合する．縫合する際は腱のバランスを整えるために足を荷重位（図 5-5）とした状態で 5-0 ナイロン糸を用いて EDL を側々縫合する（図 5-17）．

第5章 手術治療

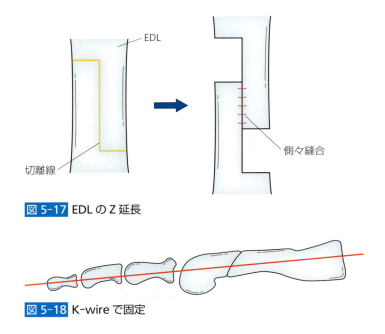

図 5-17 EDL の Z 延長

図 5-18 K-wire で固定

　脱臼整復を確認できたら，3-0 吸収糸を近位骨片の底側に滑り込ませておく（閉創時に結紮して骨切り部を固定するため）．ついで助手に遠位骨片を把持してもらい，直径 1.2 mm のキリュシュナー鋼線（K-wire）を遠位骨切り面から逆行性に刺入していく．その際術者は K-wire の先端の位置を指先で感じながら，MTP 関節・PIP 関節・DIP 関節の順に整復位を保持した状態で K-wire を貫通させていく．趾先部から K-wire を突出させたら K-wire を持ち替える．ついで術者は骨切り部の整復位を把持し，助手に K-wire を順行性にリスフラン関節まで刺入させる（図 5-18）．この時前足部の横アーチが決定するので，術者はもう一方の手で横アーチを形作るように骨頭の位置を調整して把持する．同様の操作を第 3・4 趾列に対しても行う．その後危ないので K-wire の先端は切っておく．

⑥第 5 中足骨遠位短縮斜め骨切り術

　外側に第 5 中足骨骨軸に沿った縦皮切をおく（図 5-11）．皮下を展開し骨膜を縦切して第 5 中足骨遠位部を露出させる．術前計画で決定した短縮量を

マーキングして遠位・近位の順に骨切りする．なお，経験上第5中足骨を第2〜4中足骨と同じ量短縮すると第5中足骨の骨切り部が最終的に離開することが多いため，第2〜4中足骨の短縮量が5 mmを超える場合は第5中足骨の短縮量は第2〜4中足骨の短縮量の半分ほどとしている．小趾の内反が強い場合はMTP関節の内側関節包や側副靱帯を切離する．第2〜4趾列と同様に3-0吸収糸を底側に配置した後，K-wireを逆行性・順行性の順に刺入し骨切り部を固定する．

⑦術中透視による確認

以上までの操作を終了したら，一度透視で確認する．その際のポイントは以下の通りである．1) MTP関節の脱臼は整復できているか？ 整復不十分の場合はやり直す．2) LesserのMTP関節の位置がアーチ状になっているか？ もし突出している関節がある場合は，一旦K-wireを骨切り部まで引き戻し，中足骨短縮を追加する．3) K-wireの近位端はリスフラン関節を越えているか？ あるいは長すぎないか？ K-wireの近位端が楔状骨・立方骨内に位置するように適宜調節する．4) 第1 MTP関節と第2 MTP関節の位置関係はどうか？ 第1中足骨を仮整復し，第1 MTP関節が第2 MTP関節よりも突出している場合は第1中足骨遠位骨片の追加短縮量を決定する（図5-19）．全て問題なければK-wireはbendingしてカットする．

⑧第1中足骨遠位骨片の短縮

前述の透視にて第1中足骨遠位骨片の短縮が必要と判断した場合は，楔状骨切りの遠位骨切り面に平行に，骨軸に垂直に骨切りを追加する（図5-19）．LesserのMTP関節の位置に合わせて容易に第1中足骨の短縮を追加できることも本術式の利点の一つである．

⑨楔状骨切り部固定

まず1.5 mm K-wireを遠位骨片背側に骨に対して垂直に刺入する．そしてこれを把持しジョイスティック的に用いて遠位骨片を回外＋外転させる（図5-20）．この時母趾の爪が正中位を向くまで回外させる．また，骨切り部の整復は必ず内側の皮質骨同士が接するようにする．お互いの皮質骨がずれていると，術後に骨片が食い込んで骨接合部がずれることがある．術者は以上のことを意識して骨切り部を整復し，助手に直径1.5 mmのK-wire 2

第5章　手術治療

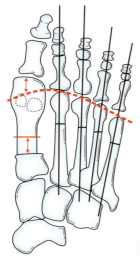

図 5-19 第1中足骨の短縮

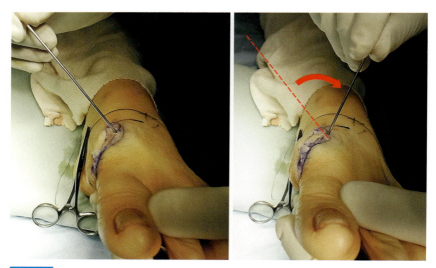

図 5-20 K-wire をジョイスティックのように使用して骨切り部を整復

本で Cross-pining 固定してもらう．なお K-wire 2 本では固定力が不十分であることが多いため，遠位骨片に刺入してある把持用の K-wire を抜去して，それを用いて合計 3 本の Cross-pining としている（図5-21）．プレー

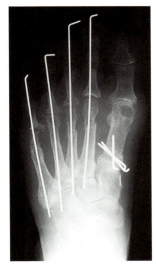

図 5-21 K-wire 3 本で固定

トの使用に慣れている場合はプレートを使用しても良い．

⑩術中透視による確認

再度透視で確認する．この際確認するポイントは以下の通りである．

1）Cross-pining した K-wire が対側の皮質骨を貫いているか？ mono-cortical では固定力は著しく落ちる．逆に K-wire の骨からの突出量が多すぎてもいけない．

2）種子骨の位置は骨頭下に整復できているか？ 整復不十分の場合は，適宜原因を考察し対処する．骨切り部整復不良・不十分な回外・外側軟部組織の切離不足・楔状骨切りの角度不十分など．

⑪第 1 中足骨骨頭内側突出部の切除

骨頭の内側と背側の突出部を切除する．その際矢状溝を越えて切除してしまうと術後内反母趾変形の危険性が増すため，矢状溝を越えないように注意する（図 5-22）．

⑫骨膜縫合

洗浄後，Lesser 中足骨底側に配置してある糸を用いて骨切り部を結紮し，骨切り部の転位予防とする．ついで全中足骨骨切り部の骨膜を縫合する．

第 5 章　手術治療

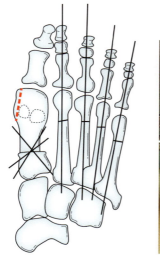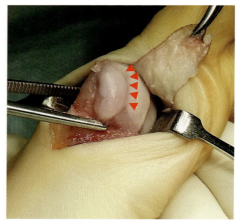

図 5-22 第 1 中足骨骨頭突出部の骨切り　矢状溝を越えないようにする．

⑬第 1 MTP 関節内側関節包縫着

術後ある程度は緩んでくるため，Flap 状に切開した関節包は十分牽引した状態で中足骨頭に縫着する．その際，種子骨を確実に骨頭下へ整復させるために底側の関節包を外側へしっかり引き上げて縫着する．

⑭閉創

図 5-11 のように 3 か所の皮切を用いた場合，まずは中央の皮切から閉創するようにしている．先に内側・外側の創を閉じてしまうと，中央の創は内外側から牽引されて緊張が強くなってしまうためである．縫合は垂直マットレス縫合を行う．その際マットレスの折り返し部に糸を挟んでおくことで，抜糸が容易になる（図 5-23）．ドレッシングは，趾間ガーゼを挟み，術創にはガーゼを当て，綿包帯を巻いた後弾性包帯を巻く．なお趾間ガーゼの圧迫による足趾血行不良を生じることもあるため，K-wire が刺入されている足趾間の趾間ガーゼは薄めにする．

(3) 後療法

術翌日より，踵部荷重の治療靴［OrthoWedge®（DARCO）］（図 5-24）を履いて踵歩行を許可する．術後 2 週で抜糸を行う．術後 3 週で趾先部より

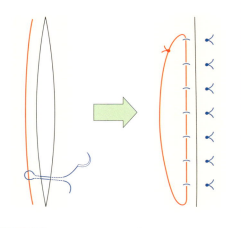
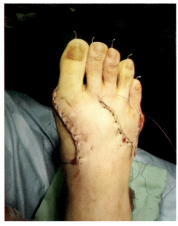

図 5-23 垂直マットレス縫合と工夫

マットレス縫合の折り返し部に糸を挟んでおく．抜糸の際はその糸を持ち上げれば抜糸が容易となる．

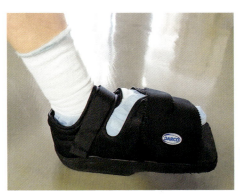

図 5-24 OrthoWedge® (DARCO) のヒールの前後径を短くして使用している

突出している K-wire を抜去し，外反母趾矯正装具と足底板の着用を開始する．術後 8 週で治療靴と外反母趾矯正装具を終了し，前足部への荷重と可動域訓練を開始する．骨癒合を確認したらつま先立ちを許可する．

(4) 合併症

①創治癒遅延

本術式に限らず，足部手術において頻度の高い合併症である（図 5-25）．

第 5 章　手術治療

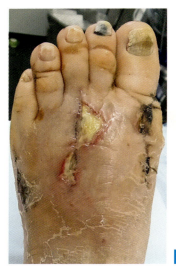

図 5-25 創傷治癒遅延

特にRA患者での頻度は高く，自験例では，術後2週以上経過してからも創治癒を得られなかった症例は20.8％存在していた[35]．Ishieらは，術後3週以降も創治癒を得られなかった症例は18.0％であったと報告している[36]．創傷治癒遅延の原因として様々な要因が考えられるが，自験例では「手術時間」が唯一の危険因子であった[35]．よって手術時間を可能な限り短くする努力をすべきである．なお，創傷治癒遅延を生じた症例も，創処置を続けることで全例創部は完治している．

②足趾血流不良

特に術前の脱臼の程度が著しい場合には，閉創後，駆血を解除した時に足趾の血流回復が遅延することがある（図5-26）．原因としては術中の操作による血管損傷・短縮量の不足・血管走行の大きな変化に伴う血管の圧排などが挙げられる．そのような場合，まずカフポンプ（下腿型間欠的空気圧迫法）を使用して血流を促進し，足趾を徒手的にポンピングする．ついで趾間ガーゼをずらして圧迫を解除し，それでも改善がない場合は趾間ガーゼを除去し，温生食ガーゼで温める．それらを行っても改善がない場合は趾先部から突出しているK-wireを抜去する．

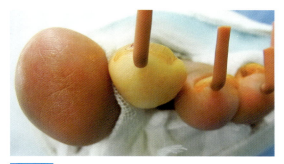

図 5-26 足趾血流不良（第 2 趾）

③偽関節・遷延癒合

母趾の骨切りではほぼ生じないが，Lesser toes に対して行う中足骨遠位短縮斜め骨切り術では，ときおり偽関節・遷延癒合の発生を認める（図 5-27）．原因としては固定が K-wire による 3 週間の髄内釘固定だけであること，中足骨は遠位になるほど断面積が小さくなるため，骨切り部の接触面積が小さいこと，RA 患者はもともと骨粗鬆症性変化が強いことなどが挙げられる．当センターでは以前までは K-wire で髄内釘固定後は皮膚を縫合しているだけ（I 期）であったが，II 期：マイクロボーンソーによる摩擦熱軽減のため生食を滴下する，III 期：閉創時に骨膜を縫合する，IV 期：骨切り部に 3-0 吸収糸を 1 本巻いて結紮する，という 3 つの手技を追加することで，有意に骨遷延癒合の発生を低下させることに成功している（現在の偽関節率 4.4％）（図 5-28）[10]．

④変形再発

術直後は変形を十分矯正できていても，経過とともに徐々に変形が再発することをときおり経験する．母趾列に関しては，種子骨の不十分な整復・内側関節包縫着部の弛み・骨切り部の不安定性などが原因として挙げられる．Lesser に関しては，伸筋腱の過緊張・不十分な脱臼整復操作などが原因である．伸筋腱の Z 延長や軟部組織切離を追加して，徒手整復した後手を離しても脱臼が再発しないことを確認した後に K-wire を刺入すべきである．

第5章　手術治療

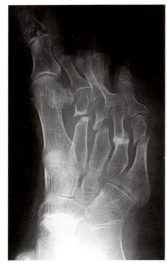

図 5-27 中足骨遠位短縮斜め骨切り後の偽関節

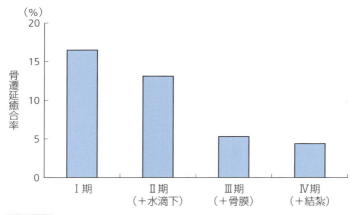

図 5-28 手技の追加により骨遷延癒合率が有意に減少

⑤移動性中足骨骨頭部痛

　術前に存在していた胼胝は消失したにもかかわらず，アライメントの変化により別の部位に新たに胼胝が発生することが時々生じる．原因はMTP関節の位置の不揃いであることが多い．前述した通り，第2 MTP関節の位置を頂点とし，MTP関節の位置がなだらかなアーチを描くように短縮量を調

節しなければならない．わずか数 mm でもアーチから突出しただけで，新たに骨頭部痛・胼胝を生じる危険性がある．

⑥可動域制限

本術式では可動域制限が生じることがやや多い．原因として，骨切り部の転位を避けるために術後 8 週間は可動域訓練を行わないこと，術前の MTP 関節が脱臼している例では屈筋腱・伸筋腱のバランスが崩れていること，中足骨短縮による屈筋腱・伸筋腱の緊張低下などが挙げられる．

(5) 今後の課題

①合併症対策

本術式特有の合併症として，骨切り部の術後転位・偽関節などが挙げられる．それらをなくすために骨切り部をスクリューやプレートで固定したり，特殊な骨切り方法にするなどが考えられる．確かにそれらを行うことで転位・偽関節は減少するかもしれない．しかしその分手技が煩雑になり，手術時間・駆血時間の延長による弊害も予想される．当センターでは，シンプルな手技・短い手術時間で終了可能であることも本術式を行っている理由の一つである．

②治療評価基準

以前までは日本足の外科学会足部足関節治療成績判定基準（JSSF scale）[37,38]や American Orthopaedic Foot and Ankle Society（AOFAS）scale[39] などの客観的治療評価基準を用いるのが一般的であった．これら客観的評価は，足部機能・可動域・変形の程度などを評価するが，患者にとっての問題はもっと多面的であり，治療成績評価もその観点から評価されるべきである．そこで日本足の外科学会診断評価等基準委員会は自己記入式足部足関節評価質問票（SAFE-Q）[40-42]を作成し，2012 年の第 37 回日本足の外科学会で発表された．当センターでも早速 SAFE-Q による主観的評価を取り入れ，RA 患者においても SAFE-Q は十分な妥当性と反応性を備えていることが当センターの症例にて確認されており[43]，足部足関節治療の成績評価には SAFE-Q を積極的に使用するべきであると考えている．

③未解決の問題

100 種類以上存在すると言われる骨切り方法の中で，どの骨切り方法が最

も優れているのか？ Lesser 中足骨の短縮量はどのように決定するのが良いのか？ 術後の可動域制限を減らすためにはどうすればよいのか？ 長期成績は？ そもそも関節温存手術は，本当に関節非温存手術よりも優れているのか？ など，未解決な問題は多数存在している．

4 中足部（距舟関節・踵立方関節・距骨下関節）

　本来中足部とは Chopart 関節と Lisfranc 関節の間を指す．しかしこの部位に多い術式は関節固定術であり，距骨下関節の固定を併用する場合も多いため，本稿では便宜上距骨下関節も中足部の項に含めることとする．

　この部位の関節破壊は RA では非常に多い．アーチの崩れ・内外反変形・前足部変形など多彩な変形へとつながるため，十分な矯正が必要である．特に Hirao らは，中足部・後足部の変形と前足部障害の関連性を示唆する症例を複数報告しており[44, 45]，実臨床における実感としてもまさにその通りであると思われる．しかし一方で，外反母趾手術の成績に対して後足部アライメント異常の影響を認めなかったとする報告もあり[46]，今後もさらなる検証が必要である．

　関節破壊が重度の症例や骨質不良例も多く，治療に難渋しやすいのもこの部位である．さらには中足部の手術は長い免荷期間が必要であるが，RA 患者の場合は手も悪く，松葉杖が使えない症例も多く存在している．それに対して当センターでも PTB 装具を使用していた時期もあったが，皮膚脆弱性のため膝蓋骨遠位の荷重部が表皮剥離を起こし蜂窩織炎になってしまった症例を経験してからは，現在は PTB 装具を使用していない．長期入院が難しい施設では長い免荷期間は非常に大きな問題である．

　術式は基本的に関節固定術となる．RA 症例に限定した中足部固定術に関しては，筆者が調べた限りでは近年は一つしか報告がない．三関節固定術を施行した RA 24 足を平均 5.2 年フォローアップした Retrospective study で，全例骨癒合したが，創治癒遅延が 33％・隣接関節障害が 71％と，高い合併症率が報告されている[47]．当センターでの症例でも，スクリューの折損やバックアウト（図 5-29）などを経験しており，RA に固定術を行う場合は，合併症に対しては非常に注意が必要である．

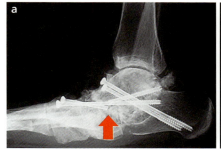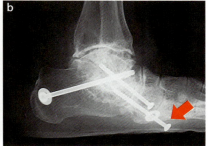

図 5-29 スクリュートラブル
a:折損, b:バックアウト

1. 単関節固定術

　重度の関節破壊が1か所の場合に適応となる．おもに距舟関節または距骨下関節が対象となる．侵襲も少なく，手術も容易である．関節内を露出させ，関節面を新鮮化した後固定する．固定材料はロッキングプレート・ステープル・スクリューのいずれでも良い．必要に応じて骨移植を追加する．なお，距舟関節は Ball & Socket 状の関節であることを忘れてはならない．ボーンソーで関節をただ平行に骨切りするだけだと，非常に骨切り量が多くなってしまう．状況にもよるが，骨をなるべく温存したい場合には関節面にそって丁寧に新鮮化しなければならない．また固定する際もスクリューやステープルの方向に気をつけないと先端が関節内へ露出してしまうことがある．距骨下関節は少し関節面の展開が難しいが，足根洞にスプレッダーを挿入し広げることで Working space を確保できる．

　なお，単関節固定により隣接関節への影響も最小限にできることが予想されるが，Cadaver study では距舟関節を固定すると踵立方関節は合計2度しか動かなくなる[48]といった報告や，距舟関節を固定すると距骨下関節と踵立方関節は本来の8%しか動かなくなる[49]という報告もあり，どの程度の隣接関節への影響なのかまだ不透明である．

第 5 章　手術治療

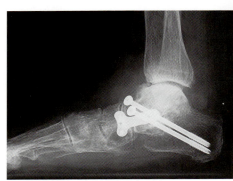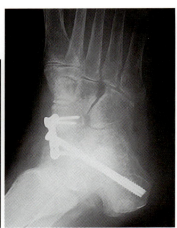

図 5-30 二関節固定術変法
距骨下関節と距舟関節を固定

2. 二関節固定術

　後に述べるが，三関節固定術の問題点に対応すべく近年報告が増えているのが二関節固定術である．原法は Chopart 関節（距舟関節と踵立方関節）を固定する術式であったが[50]，後足部の内外反変形を矯正するには距骨下関節の矯正が不可欠であるため，近年は距舟関節と距骨下関節を固定し，踵立方関節は温存する変法が主流となっている（図 5-30）[51]．Cadaver を用いた研究では，踵立方関節を温存しても，変形は十分矯正可能であると報告されている[52]．三関節固定術と比べ，手術時間短縮・皮切縮小（減少）・外側支柱の長さの維持が可能である．

　皮切は内側単独皮切でも可能（図 5-31）だが，距骨下関節が見づらいため侵襲が大きくなり，その結果距骨壊死や偽関節のリスクが上がる可能性があるため，筆者は内側（内果前下方から舟状骨結節）と外側（外果下端から第 4 中足骨基部）の二皮切で行っている（図 5-31）．ただし内側単独皮切と内外側二皮切で距骨壊死率や偽関節率に差はないとする報告もあり[53]，外科医の技量や経験値の問題かもしれない．二関節固定術変法により隣接関節障害の発生は距腿関節 38％で中足部 32％と報告されており[54]，三関節固定

single medial incision　　　　　2-incision の際の追加皮切

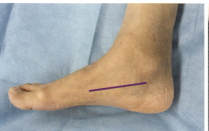
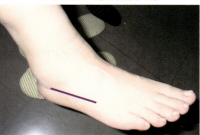

図 5-31 中足部関節固定術の皮切

のそれぞれ 61%・73%[55] よりも明らかに減少しているようである．しかし二関節固定術変法の長期成績や三関節固定術と無作為割り付けで比較した報告は現在までのところないことは留意しておくべきである．

3．三関節固定術

　もともとは 90 年以上前に麻痺足に対して初めて報告された方法[56] であるが，現在では RA や重度の成人期扁平足に対しても行われる，非常に歴史のある術式である．外側と内側の二つの皮切（図 5-31）を用い，外側の皮切からは距骨下関節と踵立方関節を固定し，内側の皮切からは距舟関節を固定する．

　本術式で一番の問題となるのは合併症である．骨移植を併用しても偽関節は 3〜17% 生じると報告されている[57]．また，外反している症例が多いため外側の皮膚が拘縮しており，外反を矯正した際に外側皮切の創部合併症が多いと報告されている[58]．そして，距腿関節や楔舟関節などの隣接関節に，10 年間で 47% に関節破壊を生じると報告されている[59]．特に外側皮切の創部合併症を減らす目的で近年報告が増えてきているのが，内側皮切のみで三関節を固定する三関節固定術変法である[60,61]．内側皮切のみでも三関節とも関節面の 90% を処置可能であると報告されているが，距骨下関節も踵立方関節も視野が悪く，手技的にはかなり難易度が高い．また，外側は開けないため，踵立方関節は経皮的にスクリューで固定するくらいしか選択肢がな

い．内側皮切にこだわる分，内側の侵襲はある程度大きくなるため，血管損傷による距骨壊死や偽関節の増加，三角靱帯損傷を生じる可能性もある．筆者もトライしたことはあるが，かなり視野が悪く，結局外側も開けることになったため，それ以来無理をせず内外側の二皮切で行っている．この三関節固定術変法と先に述べた選択的関節固定術（単関節固定術・二関節固定術）により，三関節固定術の合併症を減らすことが可能である[54, 55, 62]．

5 後足部

　RAにおける後足部の手術は関節破壊の程度とアライメント異常の程度によりかなり明確に適応を分けることができる．まずアライメントが保たれているかどうか．距骨下関節撮影などで内外反15度以上のアライメント異常を有する場合は関節固定術の適応となる．その中で距骨下関節に関節障害を有する場合は距腿関節と距骨下関節の二関節固定術，距骨下関節に障害のない場合は距腿関節の単独関節固定術となる．ただし距腿関節障害単独で重度のアライメント異常を生じている例は極めて少ない．一方アライメント異常が15度未満の場合，距腿関節固定術または人工足関節固定術の適応となる．どちらを行うかは，術後の可動域・長期成績・日常生活の活動性・年齢なども含めて患者と十分に話し合って決める．距骨下関節障害も併存している場合は距骨下関節固定術を併用する．

1. 距腿関節＋距骨下関節の二関節固定術

　当センターでは帝人ナカシマメディカル社のフィン付き髄内釘[63]を使用している．早期荷重によりDynamization可能で，遠位スクリュー固定が不要でそのための皮切が必要なく，フィン構造となっているため回旋も抑制できる．

　手術は，まず外果近位から外果を通り，足根洞の底側につながる皮切をおく（図5-32）．皮下を展開後，腓骨遠位端から3横指近位で骨切りして外果を摘出する．以前は外果を骨切り後反転して最終的にステープルで固定していたが，重度の外反変形などでは矯正した際に外側の皮膚の緊張がかなり強くなることや，二関節固定するため外果に接して走行する長短腓骨筋腱の存

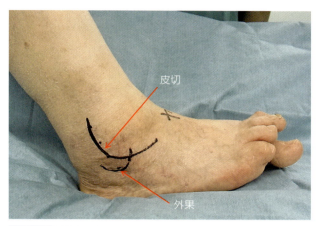

図 5-32 外側の皮切
外果近位から足根洞のわずかに底側に向かう弓状皮切

在意義はかなり薄れることなどから，現在は外果を摘出している．さらに摘出した外果の海綿骨を必要に応じて関節内に移植することが可能である．外果を摘出後は骨棘を除去し，距腿関節と距骨下関節を新鮮化する．術前の内外反変形がかなり強い場合には，脛骨や距骨の関節面を角度をつけて骨切りすることでアライメントを矯正する．ついで足底に小皮切を置き，ガイドワイヤーを挿入して透視を確認する．その際ガイドワイヤーが踵骨・距骨・脛骨の至適位置に挿入されていることを確認することはもちろんだが，もう一つ重要なことは必ず踵骨の軸位を撮影し，脛骨と踵骨の骨軸アライメントがほぼ正中になっていることを確認する（図 5-33）．以上が済んだら髄内釘を挿入する．手技書ではスクリュー用ガイドが内側に位置するように記載されているが，脛骨の前内側の皮下組織は極めて薄く，術後に皮下にスクリューヘッドが皮下に触れてしまうため，筆者はガイドが外側に位置するように髄内釘を挿入している（図 5-34）．またガイドを外側にすることで，外反変形が残存していると足がガイドと干渉するため，十分に変形矯正できているかの確認にもなる．そして荷重により Dynamization がかかるため，髄内釘は踵骨底面より少し深くまで挿入する．横止めスクリューを挿入後にエンドキャップを挿入して終了である（図 5-35）．

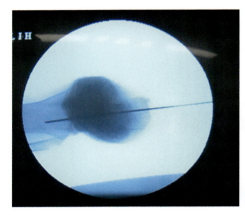

図 5-33 術中透視で踵骨軸位を確認

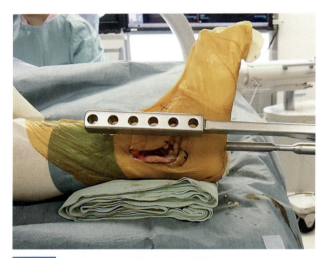

図 5-34 スクリューガイドは外側に配置

　術後の固定は不要である．局所の安静目的で 2 週間免荷とし，その後全荷重で歩行開始し，術後 3 週で退院としている．感染や偽関節，髄内釘の折損などの可能性はあるが，筆者は幸いなことに今まで 1 例も経験なく，成績良好な手術という印象である．なお重度の内外反変形に対しては，3 次元的な矯正が可能で，低侵襲で済む創外固定器（イリザロフ法）も適応となるが，筆者は経験がない．

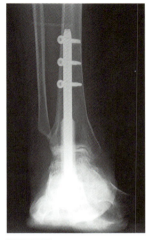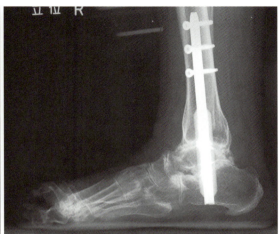

図 5-35 術後単純 X 線写真

2. 距腿関節固定術

　距腿関節固定術に関しては，以前からいくつか術式はある．前方からプレートやステープルで固定する方法や，脛骨遠位端前面を三角柱に骨切りし，距骨関節面に骨孔を作成しそこに三角柱をスライドさせる方法などがある．足関節前面の創トラブルのリスクや手技がやや煩雑であることなどから筆者は行っていない．

　当センターでは外側に皮切をおき，腓骨遠位端から 3 横指近位を骨切りして外果を反転する．距腿関節を新鮮化後，足関節近位内外側からスクリュー 3 本を用いて距腿関節を固定する．さらに反転した外果を長軸方向に半裁し海綿骨を露出させておく．また外果を戻した際に対となる脛骨外側や距骨外側も皮質骨を切除しておく．そして外果を元に戻し，スクリュー固定する．距腿関節を外果で Bridging するイメージである（図 5-36）．かなり強固な固定であるため，ギプス着用にて術後 2 週から全荷重可能である．ギプスは術後 6 週まで使用し，その後は足関節軟性装具（内外側支柱付き）を術後 3 か月まで着用する．

第5章 手術治療

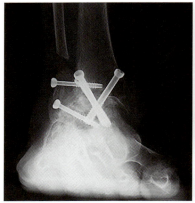
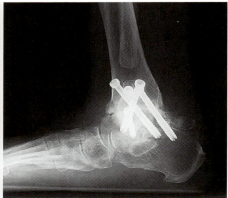

図 5-36 距腿関節固定術後の単純 X 線写真

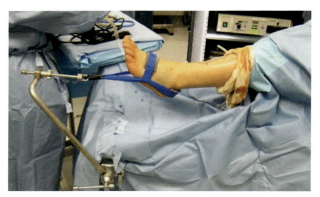

図 5-37 足関節鏡用牽引セット

3. 鏡視下距腿関節固定術

　足関節牽引用ストラップと牽引装置を用いて手術を行う（図5-37）．この牽引装置を有しない施設でも，ストラップにエスマルヒを引っ掛け，それを術者の腰に巻きつけることで代用可能である（図5-38）．ただし術者は常に腰に力を入れた状態で手術を行わないといけないため，腰への負担は計り知れない（筆者も一度この方法を用いたが，その後いまだに腰痛に悩まされている）．加圧ポンプ（圧は60〜80 mmHg）を用いて手術を行うため，鏡視

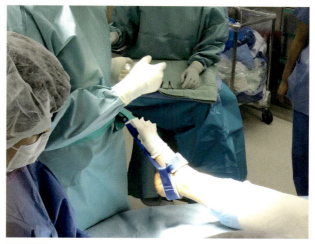

図 5-38 牽引セットがない場合
術者の腰にエスマルヒを巻き,そこにストラップを引っかけている.

中の駆血は不要である.

　ついで実際の手技について説明する.なお筆者は足関節鏡の経験がそれほど多いわけではないので,必ず成書も参考にしていただきたい.内側ポートは前脛骨筋腱の内側で距骨滑車頂点のわずかに遠位(内果の頂点の高さ)に作成する(図 5-39).2.7 mm のスコープを用いるため,皮切は 5 mm ほどで十分である.足関節注射の項でも述べた通り,距腿関節は球面状の関節のため,前後方向にスコープを入れるのは難しい.そのためスコープをある程度挿入したら,関節前方に滑り込ませるイメージで向きを傾けると関節内に入りやすい.外側ポートは第 3 腓骨筋腱の外側に作成する(図 5-39).内側ポートから挿入しているスコープの光で外側ポートを照らせば間違えることはない.ポートの作成が終了したらまず関節内の滑膜などを除去し視野を確保する.ついで鋭匙などを用いて荷重面に残存する軟骨を全て骨から剥がしていく.その際足関節を底背屈することで距骨滑車の前後部位もしっかり搔爬できる.すると軟骨下骨のみとなるため,ダイヤモンドバーを用いて海綿骨からの出血が見えるまで軟骨下骨に穴を掘っていく.その際軟骨下骨全て

第 5 章　手術治療

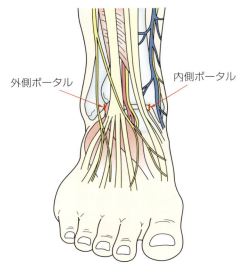

図 5-39 足関節鏡の皮切

を削ってしまうと下肢がやや短縮してしまうため，あえて蜂の巣状に穴を掘る（図 5-40）．ついで内果のやや上方に立て皮切を置き，足関節中間位に保持した状態で 6.5 mm のスクリュー 3 本で距腿関節を固定する．その際スクリューの方向は距骨頸部・距骨外側突起・距骨後部とすることが理想的である（図 5-41）．スクリューの先端が距骨下関節に突出しないように注意する．後療法はギプス着用にて術後 2 週から全荷重可能である．ギプスは術後 6 週まで使用し，その後は足関節軟性装具（内外側支柱付き）を術後 3 か月まで着用する．鏡視下手術の場合は周囲組織を温存できること，関節内を常に還流しながら軟骨下骨に穴を掘るためダイヤモンドバーの摩擦熱による細胞損傷が少ないことなどから，観血的な関節固定術よりも骨癒合は早い印象である．

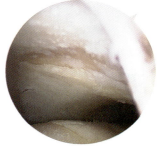
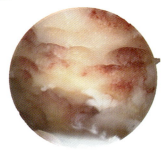

図 5-40 鏡視所見
a：関節鏡挿入時．変性した軟骨が一部に残存している．
b：残存する軟骨を搔爬
c：海綿骨から出血が見えるまでまだら状に穴を掘る．

a c

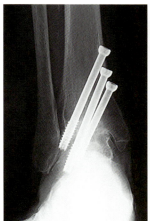
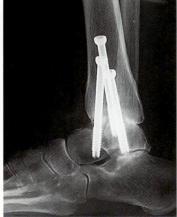

図 5-41 鏡視下距腿関節固定術後の単純 X 線写真

4. 人工足関節置換術（TAA）

　TAAの適応は活動性の低い中高年かつアライメント異常が15度以内，である．年齢に関しては，以前より若年者は活動性が高いため適応外とされてきた．しかし患者としては関節が動かなくなるよりも動く方に惹かれ，またRA患者は若年でも比較的活動性は高くはないため，当センターでは患者と十分に相談した上で若年者にもTAAを施行することがある．

　膝関節や股関節と比べ足関節は非常に小さいにもかかわらず全体重を支えなければならず，また非常に外傷にさらされやすい関節であることなどから，TAAの長期成績はTKAやTHAと比べるとかなり劣る．RAに対するTAAの成績は，約8年間でインプラント生存率が88〜93％と報告されており[64,65]，RAを含む炎症性疾患93足に対するTAAの15年生存率は80％であったと報告されている[66]．また日本全国でTKAは年間7万件，THAは年間5万件（人工骨頭置換術も含めると12万件）行われているのに対し，TAAは日本全国で年間約200件しか行われていない．そのため手術できる医師の数，手術できる施設の数が極めて少ないのが現状である．

　日本では2コンポーネント型のTNK®（京セラメディカル）と3コンポーネント型のFINE®（帝人ナカシマメディカル）の2機種しか使用できない（図5-42）．当センターではFINE®を使用している（図5-43）．FINE®は2001年より臨床応用されている本邦唯一の3コンポーネント型（mobile-bearing型）人工足関節である．当センターでは基本的に手技書通りに手術を行っているため，手技に関してはそちらを参照されたい．術後に関して

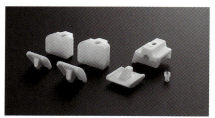
TNK®
（京セラメディカル）

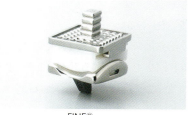
FINE®
（帝人ナカシマメディカル）

図5-42 国内で使用できるTAA

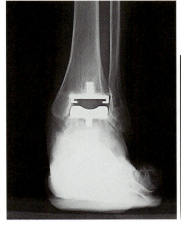
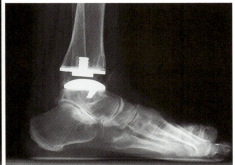

図 5-43 FINE®使用症例

は,創癒合不全・Radiolucent line の出現・インプラントの転位などが特徴的な合併症であるため,以下に詳細に述べる.

(1) 創癒合不全

手術を足関節前方アプローチで行うため,皮下組織が極めて薄いことが問題である.そのため一度創癒合不全が生じるとすぐに伸筋腱が露出し,その上には肉芽は形成されないため治療に難渋する(図5-44).当センターでも創癒合不全後に MRSA 感染をきたし,インプラント抜去に至った症例を経験している.確実に創癒合させるためには,閉創時に伸筋支帯を丁寧に縫合し,術後3週間はギプス固定をすることで創部の安静を保つことが重要である.

(2) Radiolucent line

mobile-bearing 型 TAA に関する報告では,8年で55.6％に Radiolucent line が生じたとする報告[66]や,2.8年で78.6％に Radiolucent line が生じたとする報告[67]があり,その発生率はとても高い.当センターでも27例28足に対して調査したところ,平均2.3年(1.0～6.0年)で脛骨側に71.4％,距骨側に28.6％の Radiolucent line を生じていた.しかもほとんど手術後2年以内に発生していた(図5-45).

第 5 章　手術治療

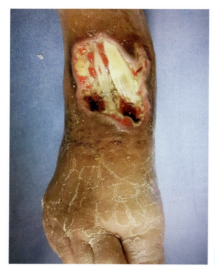

図 5-44 TAA 後の創癒合不全

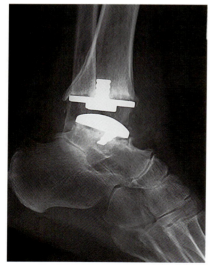

図 5-45 Radiolucent line
脛骨側にも距骨側にも生じている．

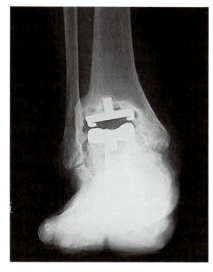

図 5-46 インプラントの転位

(3) インプラント転位（図 5-46）

　上で述べた通り Radiolucent line の発生率はとても高く，インプラントの弛み，そして転位へと進展する可能性がある．しかし脛骨内へハイドロキシアパタイトを補填することでインプラントの固定力を増強させる方法[68]や，アライメント矯正のために内果や外果を骨切りする方法[69]，Hip to Calcaneus view[70] を用いてより正確な下肢の機能軸へ近づける試みも行われており，その成績の報告が待たれる．また距骨コンポーネントの沈下も比較的生じやすい．特に RA に関しては距骨下関節における炎症が距骨の脆弱性を引き起こしている可能性もあり，薬物治療による十分なコントロールも成績向上のためには重要であると考える．

■文献

1) Jamsen E, Virta LJ, Hakala M, et al. The decline in joint replacement surgery in rheumatoid arthritis is associated with a concomitant increase in the intensity of anti-rheumatic therapy: a nationwide register-based study from 1995 through 2010. Acta Orthop. 2013; 84(4): 331-7.
2) Mertelsmann-Voss C, Lyman S, Pan TJ, et al. US trends in rates of arthroplasty for inflammatory arthritis including rheumatoid arthritis, juvenile idiopathic arthritis, and spondyloarthritis. Arthritis Rheumatol. 2014; 66(6): 1432-9.
3) Nikiphorou E, Carpenter L, Morris S, et al. Hand and foot surgery rates in rheumatoid arthritis have declined from 1986 to 2011, but large-joint replacement rates remain unchanged: results from two UK inception cohorts. Arthritis Rheumatol. 2014; 66(5): 1081-9.
4) Momohara S, Inoue E, Ikari K, et al. Recent trends in orthopedic surgery aiming to improve quality of life for those with rheumatoid arthritis: data from a large observational cohort. J Rheumatol. 2014; 41(5): 862-6.
5) Momohara S, Yano K, Sakuma Y, et al. Recent Orthopedic Surgeries Aiming to Improve Quality of Life for Patients with Rheumatoid Arthritis. J Rheumatol. 2016; 43(1): 245.
6) Momohara S, Hashimoto J, Tsuboi H, et al. Analysis of perioperative clinical features and complications after orthopaedic surgery in rheumatoid arthritis patients treated with tocilizumab in a real-world setting: results from the multicentre TOcilizumab in Perioperative Period (TOPP) study. Mod Rheumatol. 2013; 23(3): 440-9.
7) Grondal L, Brostrom E, Wretenberg P, et al. Arthrodesis versus Mayo resection: the management of the first metatarsophalangeal joint in reconstruction of the rheumatoid forefoot. J Bone Joint Surg Br. 2006; 88(7): 914-9.
8) Torikai E, Kageyama Y, Suzuki M, et al. Comparison between resection arthroplasty alone and resection arthroplasty with arthrodesis of the first MTP joint for rheumatoid forefoot deformities. Mod Rheumatol. 2008; 18(5): 486-91.
9) Rosenbaum D, Timte B, Schmiegel A, et al. First ray resection arthroplasty versus arthrodesis in the treatment of the rheumatoid foot. Foot Ankle Int. 2011; 32(6): 589-94.
10) Yano K, Ikari K, Ishibashi M, et al. Preventing delayed union after distal shortening oblique osteotomy of metatarsals in the rheumatoid forefoot. Mod Rheumatol. 2016; 26(4): 546-50.
11) Hoffmann P. An operation for severe grades of con-tracted or clawed toes. Am J Orthop Surg. 1911; 9: 441.
12) Clayton ML. Surgery of the forefoot in rheumatoid arthritis. Clin Orthop. 1959; 16: 136-40.
13) Fowler AW. A method of forefoot reconstruction. J Bone Joint Surg Br. 1959; 41: 507-13.
14) McGlamry ED, Kitting RW, Butlin WE. Keller bunionectomy and hallux valgus correction. An appraisal and current modifications sixty-six years later. J Am Podiatry

Assoc. 1970; 60(4): 161-7.
15) Briggs P, Stainsby GD. Metatarsal head preservation in forefoot arthroplasty. Foot Ankle Surg. 2001; 7: 93-101.
16) Kates A, Kessel L, Kay A. Arthroplasty of the forefoot. J Bone Joint Surg Br. 1967; 49(3): 552-7.
17) Maestro M, Besse JL, Ragusa M, et al. Forefoot morphotype study and planning method for forefoot osteotomy. Foot Ankle Clin. 2003; 8(4): 695-710.
18) Swanson AB. Implant arthroplasty for the great toe. Clin Orthop Relat Res. 1972; 85: 75-81.
19) Swanson AB, de Groot Swanson G. Use of grommets for flexible hinge implant arthroplasty of the great toe. Clin Orthop Relat Res. 1997; (340): 87-94.
20) Granberry WM, Noble PC, Bishop JO, et al. Use of a hinged silicone prosthesis for replacement arthroplasty of the first metatarsophalangeal joint. J Bone Joint Surg Am. 1991; 73(10): 1453-9.
21) Moeckel BH, Sculco TP, Alexiades MM, et al. The double-stemmed silicone-rubber implant for rheumatoid arthritis of the first metatarsophalangeal joint. Long-term results. J Bone Joint Surg Am. 1992; 74(4): 564-70.
22) Swanson AB, de Groot Swanson G, Maupin BK, et al. The use of a grommet bone liner for flexible hinge implant arthroplasty of the great toe. Foot Ankle. 1991; 12(3): 149-55.
23) Barouk LS, Barouk P. Joint-preserving surgery in rheumatoid forefoot: preliminary study with more-than-two-year follow-up. Foot Ankle Clin. 2007; 12(3): 435-54, vi.
24) Bhavikatti M, Sewell MD, Al-Hadithy N, et al. Joint preserving surgery for rheumatoid forefoot deformities improves pain and corrects deformity at midterm follow-up. Foot(Edinb). 2012; 22(2): 81-4.
25) Chao JC, Charlick D, Tocci S, et al. Radiographic and clinical outcomes of joint-preserving procedures for hallux valgus in rheumatoid arthritis. Foot Ankle Int. 2013; 34(12): 1638-44.
26) Hanyu T, Yamazaki H, Murasawa A, et al. Arthroplasty for rheumatoid forefoot deformities by a shortening oblique osteotomy. Clin Orthop Relat Res. 1997; (338): 131-8.
27) Krause FG, Fehlbaum O, Huebschle LM, et al. Preservation of lesser metatarsophalangeal joints in rheumatoid forefoot reconstruction. Foot Ankle Int. 2011; 32(2): 131-40.
28) Nagashima M, Kato K, Miyamoto Y, et al. A modified Hohmann method for hallux valgus and telescoping osteotomy for lesser toe deformities in patients with rheumatoid arthritis. Clin Rheumatol. 2007; 26(5): 748-52.
29) Niki H, Hirano T, Akiyama Y, et al. Long-term outcome of joint-preserving surgery by combination metatarsal osteotomies for shortening for forefoot deformity in patients with rheumatoid arthritis. Mod Rheumatol. 2015; 25(5): 683-8.
30) Niki H, Hirano T, Okada H, et al. Combination joint-preserving surgery for forefoot deformity in patients with rheumatoid arthritis. J Bone Joint Surg Br. 2010; 92(3):

380-6.
31) Owaki H, Hashimoto J, Hayashida K, et al, editors. Short term result of metatarsal realignment for rheumatoid forefoot deformities by metatarsal shortening offset osteotomy. Orthopaedic Proceedings; 2003.
32) Takakubo Y, Takagi M, Tamaki Y, et al. Mid-term results of joint-preserving procedures by a modified Mann method for big toe deformities in rheumatoid patients undergoing forefoot surgeries. Mod Rheumatol. 2010; 20(2): 147-53.
33) Yano K, Ikari K, Iwamoto T, et al. Proximal rotational closing-wedge osteotomy of the first metatarsal in rheumatoid arthritis: clinical and radiographic evaluation of a continuous series of 35 cases. Mod Rheumatol. 2013; 23(5): 953-8.
34) Makwana N, Hossain M, Kumar A, et al. The sentinel vein: an anatomical guide to localisation of the dorsomedial cutaneous nerve in hallux surgery. J Bone Joint Surg Br. 2011; 93(10): 1373-6.
35) Yano K, Ikari K, Takatsuki Y, et al. Longer operative time is the risk for delayed wound healing after forefoot surgery in patients with rheumatoid arthritis. Mod Rheumatol. 2016; 26(2): 211-5.
36) Ishie S, Ito H, Azukizawa M, et al. Delayed wound healing after forefoot surgery in patients with rheumatoid arthritis. Mod Rheumatol. 2015; 25(3): 367-72.
37) Niki H, Aoki H, Inokuchi S, et al. Development and reliability of a standard rating system for outcome measurement of foot and ankle disorders I: development of standard rating system. J Orthop Sci. 2005; 10(5): 457-65.
38) Niki H, Aoki H, Inokuchi S, et al. Development and reliability of a standard rating system for outcome measurement of foot and ankle disorders II: interclinician and intraclinician reliability and validity of the newly established standard rating scales and Japanese Orthopaedic Association rating scale. J Orthop Sci. 2005; 10(5): 466-74.
39) Kitaoka HB, Alexander IJ, Adelaar RS, et al. Clinical rating systems for the ankle-hindfoot, midfoot, hallux, and lesser toes. Foot Ankle Int. 1994; 15(7): 349-53.
40) Niki H, Tatsunami S, Haraguchi N, et al. Development of the patient-based outcome instrument for foot and ankle: part 2: results from the second field survey: validity of the Outcome Instrument for the foot and ankle version 2. J Orthop Sci. 2011; 16(5): 556-64.
41) Niki H, Tatsunami S, Haraguchi N, et al. Development of the patient-based outcome instrument for the foot and ankle. Part 1: project description and evaluation of the Outcome Instrument version 1. J Orthop Sci. 2011; 16(5): 536-55.
42) Niki H, Tatsunami S, Haraguchi N, et al. Validity and reliability of a self-administered foot evaluation questionnaire (SAFE-Q). J Orthop Sci. 2013; 18(2): 298-320.
43) Yano K, Ikari K, Ochi K, et al. Validity and responsiveness of a self-administered foot evaluation questionnaire in rheumatoid arthritis. Mod Rheumatol. 2015; 25(3): 358-61.
44) Hirao M, Ebina K, Shi K, et al. Association between preoperative pain intensity of MTP joint callosities of the lesser toes and fore-mid-hindfoot deformities in rheu-

matoid arthritis cases. Mod Rheumatol. 2017; 27(1): 50-3.
45) Hirao M, Ebina K, Tsuboi H, et al. Appearance of hindfoot valgus deformity and recurrence of hallux valgus in the very early period after hallux valgus surgery in a poorly controlled rheumatoid arthritis case: A case report. Mod Rheumatol. 2016 Jul 18: 1-3. [Epub ahead of print]
46) Gines-Cespedosa A, Perez-Prieto D, Muneton D, et al. Influence of Hindfoot Malalignment on Hallux Valgus Operative Outcomes. Foot Ankle Int. 2016; 37(8): 842-7.
47) Knupp M, Skoog A, Tornkvist H, et al. Triple arthrodesis in rheumatoid arthritis. Foot Ankle Int. 2008; 29(3): 293-7.
48) Astion DJ, Deland JT, Otis JC, et al. Motion of the hindfoot after simulated arthrodesis. J Bone Joint Surg Am. 1997; 79(2): 241-6.
49) Astion DJ, Deland JT, Otis JC, et al. Motion of the hindfoot after simulated arthrodesis. J Bone Joint Surg Am. 1997; 79: 241-46.
50) DuVries HL. DuVries' Surgery of the Foot. 3rd ed. The C.V. Mosby Company; 1973. p.567.
51) Philippot R, Wegrzyn J, Besse JL. Arthrodesis of the subtalar and talonavicular joints through a medial surgical approach: a series of 15 cases. Arch Orthop Trauma Surg. 2010; 130(5): 599-603.
52) O'Malley MJ, Deland JT, Lee KT. Selective hindfoot arthrodesis for the treatment of adult acquired flatfoot deformity: an in vitro study. Foot Ankle Int. 1995; 16(7): 411-7.
53) Rohm J, Zwicky L, Horn Lang T, et al. Mid- to long-term outcome of 96 corrective hindfoot fusions in 84 patients with rigid flatfoot deformity. Bone Joint J. 2015; 97-B (5): 668-74.
54) Sammarco VJ, Magur EG, Sammarco GJ, et al. Arthrodesis of the subtalar and talonavicular joints for correction of symptomatic hindfoot malalignment. Foot Ankle Int. 2006; 27(9): 661-6.
55) Brilhault J. Single medial approach to modified double arthrodesis in rigid flatfoot with lateral deficient skin. Foot Ankle Int. 2009; 30(1): 21-6.
56) Ryerson EW. Arthrodesing operations on the feet. J Bone Joint Surg Am. 1923; 5(3): 453-71.
57) Bibbo C, Anderson RB, Davis WH. Complications of midfoot and hindfoot arthrodesis. Clin Orthop Relat Res. 2001; (391): 45-58.
58) Ahmad J, Pedowitz D. Management of the rigid arthritic flatfoot in adults: triple arthrodesis. Foot Ankle Clin. 2012; 17(2): 309-22.
59) de Groot IB, Reijman M, Luning HA, et al. Long-term results after a triple arthrodesis of the hindfoot: function and satisfaction in 36 patients. Int Orthop. 2008; 32(2): 237-41.
60) Jeng CL, Vora AM, Myerson MS. The medial approach to triple arthrodesis. Indications and technique for management of rigid valgus deformities in high-risk patients. Foot Ankle Clin. 2005; 10(3): 515-21, vi-vii.

61) Jeng CL, Tankson CJ, Myerson MS. The single medial approach to triple arthrodesis: a cadaver study. Foot Ankle Int. 2006; 27(12): 1122-5.
62) Saville P, Longman CF, Srinivasan SC, et al. Medial approach for hindfoot arthrodesis with a valgus deformity. Foot Ankle Int. 2011; 32(8): 818-21.
63) Fujimori J, Yoshino S, Koiwa M, et al. Ankle arthrodesis in rheumatoid arthritis using an intramedullary nail with fins. Foot Ankle Int. 1999; 20(8): 485-90.
64) San Giovanni TP, Keblish DJ, Thomas WH, et al. Eight-year results of a minimally constrained total ankle arthroplasty. Foot Ankle Int. 2006; 27(6): 418-26.
65) Wood PL, Crawford LA, Suneja R, et al. Total ankle replacement for rheumatoid ankle arthritis. Foot Ankle Clin. 2007; 12(3): 497-508, vii.
66) Kraal T, van der Heide HJ, van Poppel BJ, et al. Long-term follow-up of mobile-bearing total ankle replacement in patients with inflammatory joint disease. Bone Joint J. 2013; 95-B(12): 1656-61.
67) Haytmanek CT Jr, Gross C, Easley ME, et al. Radiographic Outcomes of a Mobile-Bearing Total Ankle Replacement. Foot Ankle Int. 2015; 36(9): 1038-44.
68) Preyssas P, Toullec E, Henry M, et al. Total ankle arthroplasty - three-component total ankle arthroplasty in western France: a radiographic study. Orthop Traumatol Surg Res. 2012; 98(4 Suppl): S31-40.
69) Shi K, Hayashida K, Hashimoto J, et al. Hydroxyapatite augmentation for bone atrophy in total ankle replacement in rheumatoid arthritis. J Foot Ankle Surg. 2006; 45(5): 316-21.
70) Doets HC, van der Plaat LW, Klein JP. Medial malleolar osteotomy for the correction of varus deformity during total ankle arthroplasty: results in 15 ankles. Foot Ankle Int. 2008; 29(2): 171-7.
71) Haraguchi N, Ota K, Tsunoda N, et al. Weight-bearing-line analysis in supramalleolar osteotomy for varus-type osteoarthritis of the ankle. J Bone Joint Surg Am. 2015; 97(4): 333-9.

索 引

あ行

足台	7
アーチ	14
アーチサポート	14, 47
移動性中足骨骨頭部痛	80
運動療法	46
凹足	29
横中足靱帯	20

か行

開張足	20
外反母趾	17
外反母趾角	17, 26
潰瘍	49
踵歩行	76
鉤爪趾	19, 20
角化異常症	22
角質軟化薬	49
関節温存手術	37, 60, 64
関節固定術	61, 82
関節破壊重症化予測因子	4
関節非温存手術	37, 60, 61
陥入爪	50
偽関節	79
鏡視下距腿関節固定術	90
距骨下関節	11, 31, 32, 83
距骨下関節撮影	32
距骨滑車	11
距舟関節	83
距腿関節固定術	89
靴	51
鶏眼	22
血流不良	78

抗 CCP 抗体	4
後脛骨筋腱	22
後脛骨筋腱腱鞘滑膜炎	9, 24

さ行

再発	79
サリチル酸	49
三関節固定術	85
視診	9
種子骨撮影	30
手術時間	78
踵立方関節	84
触診	9
蹠側板	19
人工足関節置換術	93
人工関節置換術	64
髄内釘	86
ステロイドカバー	59
切除関節形成術	63
遷延癒合	79
選択的関節固定術	86
早期診断	33
装具療法	14, 47
創治癒遅延	77
創癒合不全	95
足底圧	37
足底圧中心	37
足底板	47, 77

た行

第 1・第 2 中足骨間角	17, 26
第 1・第 5 中足骨間角	27
第 1 中足骨近位楔状回旋骨切り術	66
第 1 中足骨近位楔状骨切り	68

索 引

タオルギャザー運動	46
縦アーチ	22, 24, 37
注射療法	47
中足骨遠位短縮斜め骨切り術	70, 72
中足部	82
超音波検査	33
槌趾	19
土踏まず	47

な行

内側縦アーチ	47
内反小趾	20
二関節固定術	84

は行

ハイアーチ	29
ハイヒール	52
白癬	49
バニオン	17
ハンマー趾	19
腓腹筋	11
フットケア	48
胼胝	22
扁平三角状変形	20
扁平足	22, 29

ま行

巻き爪	17, 50
マレット趾	19
メタタルザルパッド	14, 47
メトトレキサート	58

や行

矢状溝	75
有病率	1
横アーチ	20, 37, 47, 72

ら行

リウマチ性後足部障害	24

わ行

弯曲爪	50

欧文

ACR/EULAR 新寛解基準	45
ACR/EULAR 新分類基準	44
bunion	17
bunionette	20
callosity	22
callus	22
claw toe	20
Cobey 法	32
COP (center of pressure)	37
corn	22
CPA (calcaneal pitch angle)	29
CT	35
DAS28	3
DAS44	3
daylight sign	14
erosion	40
flat foot	22
flat triangular deformity	20
hallux valgus	17
hammer toe	19
Hardy 分類	28
HC view (hip-to-calcaneus view)	32
Hohmann 体操	46
HVA (hallux valgus angle)	26
IORRA	1, 2, 57
JSN (joint space narrowing)	40
M1M2A (M1–M2 angle)	26
M1M5A (M1–M5 angle)	27
mallet toe	19
Meary's angle	29
MRI	36
mTSS (modified Total Sharp Score)	4, 40
paradigm shift	45

plantar plate	19	T2T（treat to target）	45
radiolucent line	96	TAA	94
recommendation	45	tailor's bunion	20
round sign	27	talo–first metatarsal angle	29
SAFE–Q	81	talonavicular coverage angle	27
sentinel vein	68	TNF 阻害薬	58
Sharp score	40	van der Heijde	40
splay foot	20	Z 延長	72
Swanson	64		

■著者略歴

矢野 紘一郎(やの こういちろう)

2004年3月	富山医科薬科大学 卒業
2004年4月	千葉西総合病院 初期研修医として入職
2006年4月	千葉西総合病院 整形外科(後期研修医)
2008年4月	東京女子医科大学附属膠原病リウマチ痛風センター整形外科 入局
2011年4月	東京女子医科大学附属膠原病リウマチ痛風センター 助教
2014年1月	奈良県立医科大学整形外科教室へ短期留学
2014年4月	東京女子医科大学附属膠原病リウマチ痛風センター 帰局
2016年10月	東京女子医科大学附属膠原病リウマチ痛風センター 講師(現在に至る)

【専門】
リウマチ外科
足の外科　など

【所属学会】
日本リウマチ学会(専門医)
日本整形外科学会(専門医)
日本足の外科学会
日本フットケア学会　他

リウマチ足の診かた，考えかた			ⓒ
発　行	2017年4月5日　1版1刷		

監修者	猪　狩　勝　則	
著　者	矢野紘一郎	
発行者	株式会社 代表取締役	中外医学社 青　木　　　滋
	〒162-0805　東京都新宿区矢来町62	
	電　　話	（03）3268-2701（代）
	振替口座	00190-1-98814番

印刷・製本／横山印刷㈱　　　　　〈KS・HO〉
ISBN978-4-498-02710-7　　　　　Printed in Japan

JCOPY　＜（社）出版者著作権管理機構 委託出版物＞

本書の無断複写は著作権法上での例外を除き禁じられています．
複写される場合は，そのつど事前に，（社）出版者著作権管理機構
（電話 03-3513-6969，FAX 03-3513-6979，e-mail: info@jcopy.
or.jp）の許諾を得てください．